I0067702

Ateliers
RENOV'LIVRES S.A.
2002

ÉTUDE GÉNÉRALE

DES

EAUX POTABLES

SUIVIE

D'UNE APPLICATION PARTICULIÈRE AUX EAUX DE SOURCE

DE LA VILLE DE NARBONNE,

PAR

Armand GAUTIER,

DOCTEUR EN MÉDECINE,

PRÉPARATEUR DE CHIMIE DE LA FACULTÉ DE MÉDECINE DE MONTPELLIER,

MEMBRE DE LA SOCIÉTÉ MÉDICALE D'ÉMULATION DE CETTE VILLE.

MONTPELLIER,

JEAN MARTEL AÎNÉ, IMPRIMEUR DE LA FACULTÉ DE MÉDECINE,

RUE DE LA CANABASSERIE 2, PRÈS DE LA PRÉFECTURE.

1862

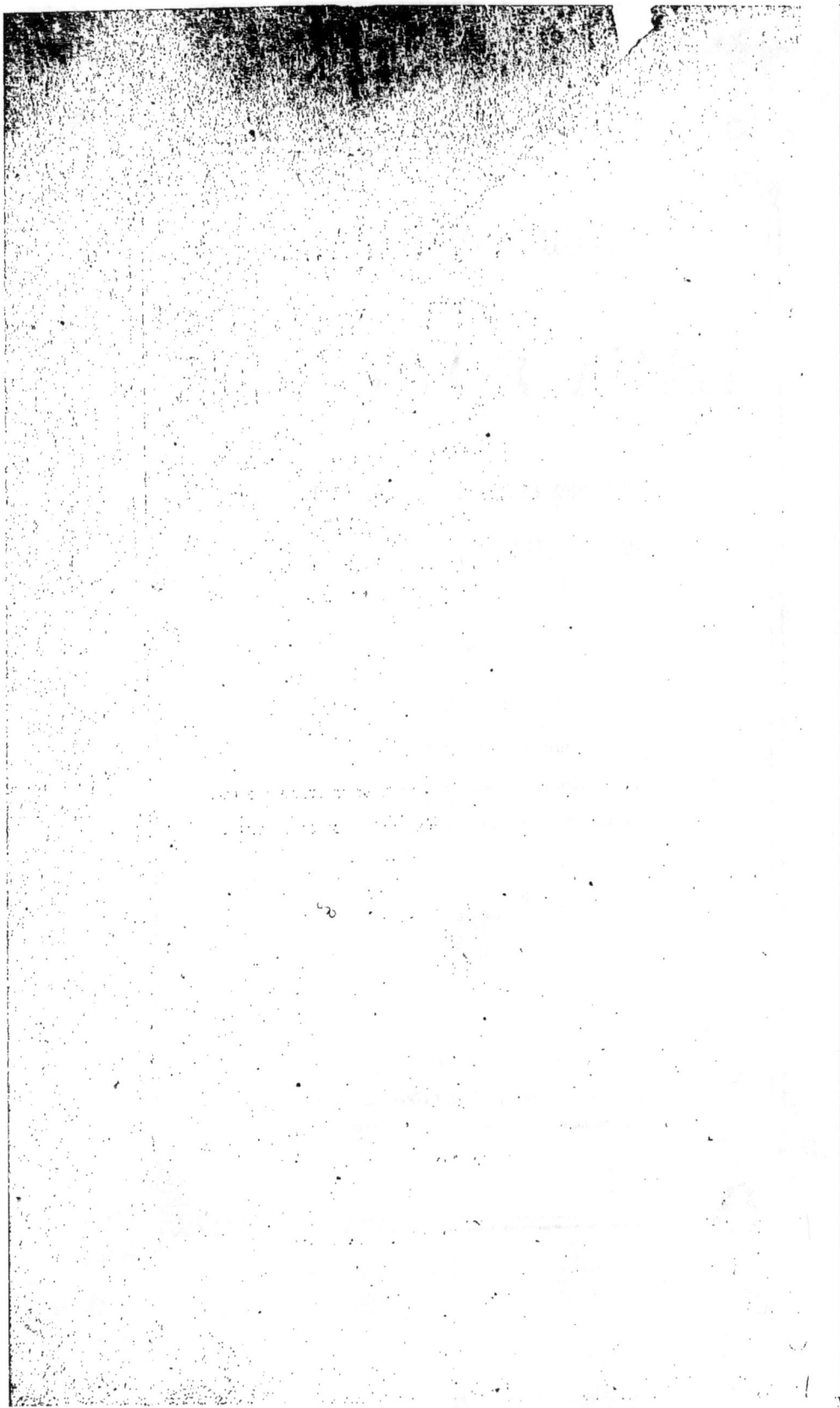

DÉPÔT LÉGAL
194
62

ÉTUDE GÉNÉRALE

DES

EAUX POTABLES

SUIVIE

D'UNE APPLICATION PARTICULIÈRE AUX EAUX DE SOURCE

DE LA VILLE DE NARBONNE,

PAR

ARMAND GAUTIER,

DOCTEUR EN MÉDECINE,

PRÉPARATEUR DE CHIMIE DE LA FACULTÉ DE MÉDECINE DE MONTPELLIER,

MEMBRE DE LA SOCIÉTÉ MEDICALE D'ÉMULATION DE CETTE VILLE.

MONTPELLIER,

JEAN MARTEL AÎNÉ, IMPRIMEUR DE LA FACULTÉ DE MÉDECINE,

RUE DE LA CANABASSERIE 2, PRÈS DE LA PRÉFECTURE.

1862

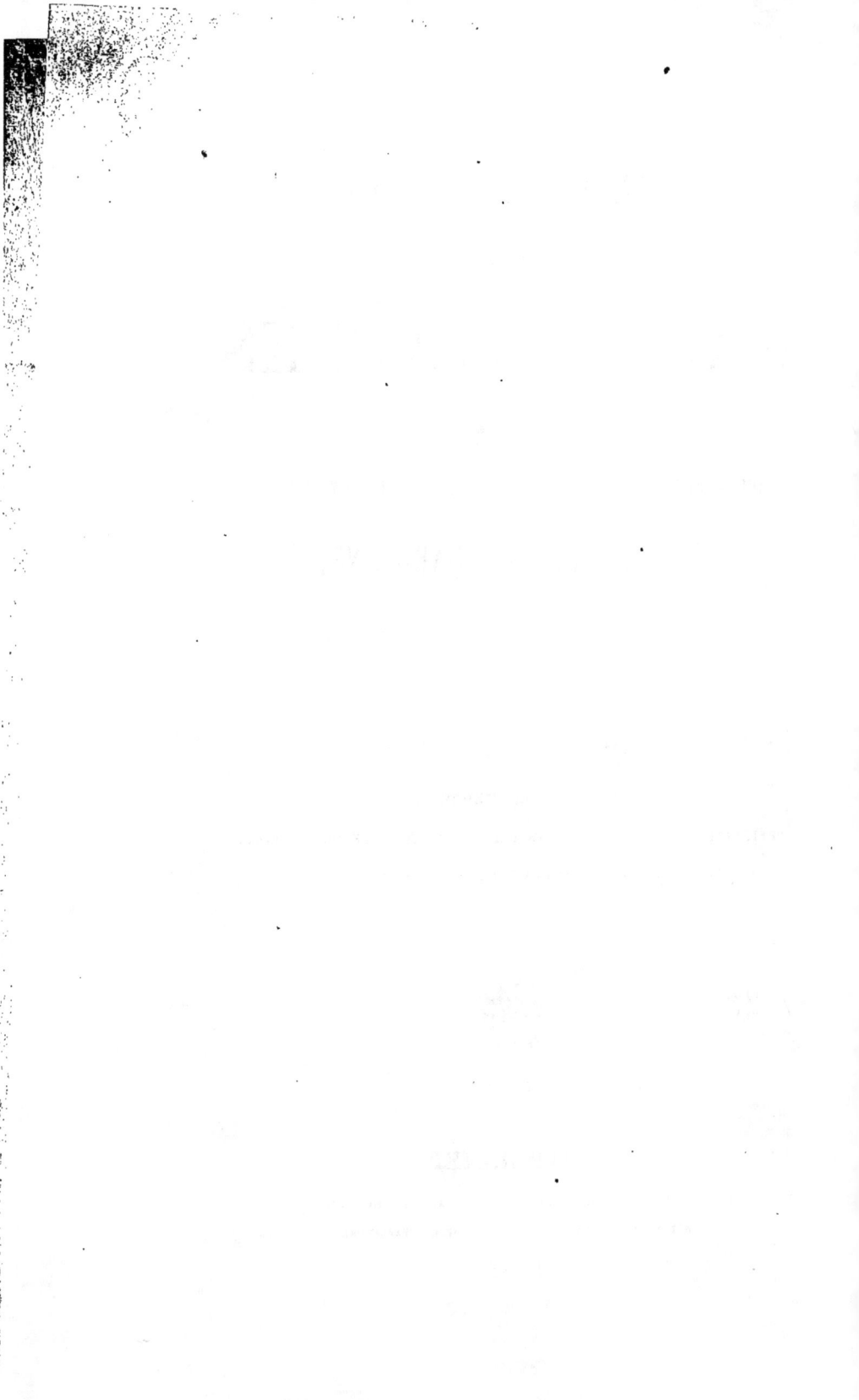

à *Messieurs*

E. BERARD,

DOYEN DE LA FACULTÉ DE MÉDECINE DE MONTPELLIER,

MEMBRE CORRESPONDANT DE L'INSTITUT,

OFFICIER DE LA LÉGION D'HONNEUR,

PROFESSEUR DE CHIMIE GÉNÉRALE ET DE TOXICOLOGIE

ET

A. BÉCHAMP,

DOCTEUR ÈS-SCIENCES,

PROFESSEUR DE CHIMIE MÉDICALE ET DE PHARMACIE.

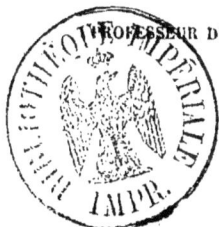

Hommage de respectueuse reconnaissance
de leur préparateur.

A TOUS MES MAITRES.

1862

A. G.

A MES PARENTS.

A MES AMIS.

A. G.

AVANT-PROPOS.

Malgré tout l'intérêt qui se rattache à l'étude des eaux potables et les diverses questions d'hygiène publique et privée qui en dérivent, il n'existe en France aucun traité technique et complet sur ce sujet, et l'on doit rechercher dans une foule de documents épars pour s'instruire à grand'-peine sur une matière aussi sérieusement utile. Depuis les temps les plus anciens jusqu'à nos jours, un nombre considérable de faits et d'observations ont été publiés : Hippocrate, Aristote, Pline, Celse, et presque tous les noms qui se rattachent à la science antique, se sont appliqués à cette étude. Dès la renaissance de l'esprit humain, Bacon, Boyle, Muschenbroeck, et plus tard Hoffmann, Haller, puis Fourcroy, Lavoisier, Berthollet, et tant d'autres que je ne saurais nommer, ont tous écrit sur cette question. De nos jours surtout, il n'est pas un recueil scientifique, un livre d'hygiène ou de médecine, qui n'ait parlé des eaux potables; mais, comme je le disais, rien qui résume et juge le problème.

Je ne prétends pas suppléer à ce qui manque, je connais trop ma faiblesse; mais j'ai voulu seulement dans ce travail, parmi tous ces débris antiques, et au milieu de ce dédale que compliquent tous les jours de plus en plus les recherches de la science moderne, me frayer une route, chercher des principes, et exposer en quelques pages l'histoire des eaux potables au point de vue chimique, hygiénique et médical.

Je crois que je ne pouvais choisir un champ de travail plus intéressant à défricher. Mais à mesure que je me suis plus pénétré de mon sujet et que j'ai saisi son étendue et son importance, j'en ai apprécié les écueils; mille questions, mille recherches à faire se sont offertes à moi, et je me suis convaincu de plus en plus que l'étude des eaux potables est aussi délicate qu'elle est intéressante et générale.

Toutefois, je me suis fait un devoir d'attaquer de front toutes les difficultés, quelles qu'elles fussent. C'est ainsi que les questions de l'utilité et du rôle plastique des sels dissous dans les eaux; de l'avantage, dans certaines conditions, de ceux qui jusqu'ici sont réputés inutiles ou dangereux; de l'influence des matières que leur très-faible poids paraît devoir rendre négligeables, quelle que soit du reste leur activité, l'iode, le cuivre, l'arsenic, par exemple; des relations précises qui existent entre l'état de santé habituel des populations et la composition des eaux; de l'influence de tels sels, de telles matières organiques sur le développement de certaines maladies populaires, le goître, la gravelle endémiques, les épidémies de fièvres intermittentes, de dyssenterie, de fièvres typhoïdes, par exemple; la question de l'arrangement des matières minéralisatrices dans les eaux, et de l'importance qu'on pouvait attacher à cet arrangement; et tant d'autres problèmes qui n'ont été jusqu'ici qu'effleurés, ont été attaqués de face dans ce travail. Je préfère qu'on m'accuse d'avoir succombé que d'avoir fui devant mon ennemi.

J'espère qu'à propos de sujets aussi épineux, on me tiendra quelque compte de leur difficulté et de mon bon vouloir.

J'ai voulu faire plus que résumer et juger, ou extraire des divers travaux publiés sur les eaux potables des conclusions utiles au point de vue de l'hygiène publique et de la médecine; j'ai pensé qu'il serait bon de donner un corps à ma théorie, d'appliquer les principes qui dérivent de l'étude des diverses eaux à un problème particulier qui permît de montrer le passage des notions générales à l'application spéciale et pratique. J'ai choisi les eaux de source qui sont distribuées à la ville de Narbonne; j'en ai fait l'analyse et je les ai appréciées.

Outre qu'elles m'ont donné l'occasion de pouvoir être en quelque chose utile à mes concitoyens, ces eaux me présentaient plusieurs avantages.

Ce sont d'abord des eaux de source, c'est-à-dire l'une des espèces d'eaux potables les plus favorables, et surtout les moins variables de propriétés.

Leur analyse prouve que leur composition est comme la moyenne de celles des meilleures eaux potables de la France. Plus minéralisées que celles de la Garonne et du Rhône, moins que celles de la Seine et du Rhin; contenant de l'iode, de la silice, du fer; presque pures de matières organiques, et, enfin, consacrées par la sanction de plus de 350 années d'usage par une population exempte de toute infirmité endémique, elles m'offraient comme le type des bonnes eaux potables.

Du reste, cette application pratique nous permettait d'exposer les méthodes que suit le chimiste pour arriver à la connaissance de la composition des eaux. L'exposé des procédés analytiques était le complément indispensable de l'étude des eaux potables.

Ainsi, comme on le voit, considérations générales sur les diverses eaux propres à être bues, et application pratique de ces principes à propos des eaux de source de Narbonne : tel est le sujet de ce travail.

Le plan en découle naturellement; j'y ai fait quatre grandes divisions :

Dans la première, qui forme l'introduction, je m'occupe de l'eau considérée comme boisson, je montre qu'elle est un véritable aliment plastique, et j'établis, d'après le rôle qu'elle doit jouer dans l'économie, les principes qui me permettront d'apprécier la valeur des diverses eaux potables.

Après ces considérations générales, je divise leur étude en trois parties :

La première partie constitue l'histoire chimique des eaux potables. Après avoir décrit les qualités et apprécié la nature des substances communes à toutes les eaux que l'on peut boire, je les étudie chacune en particulier : eaux de pluie, de source, de rivière, de puits, etc.... et j'en estime la valeur relative.

Dans la deuxième partie, je traite des eaux au point de vue de l'hygiène; je cherche quels sont les rapports de leur composition et de leur altération avec l'état de santé habituel des populations. C'est l'application pratique de la partie précédente, et, si l'on veut, comme l'exposé de l'*analyse médicinale* des eaux.

Dans la troisième partie, j'expose les méthodes analytiques, je donne l'analyse des eaux de Narbonne, et j'en apprécie la valeur.

Tel est le but et le plan de ce travail : puisse-t-il mériter les encouragements de mes maîtres et l'approbation de mes amis !

ÉTUDE GÉNÉRALE

DES

EAUX POTABLES

SUIVIE

D'UNE APPLICATION PARTICULIÈRE AUX EAUX DE SOURCE

DE LA VILLE DE NARBONNE.

INTRODUCTION.

DE L'EAU CONSIDÉRÉE COMME BOISSON.

I. IMPORTANCE DE L'ÉTUDE DES EAUX POTABLES.

Les phénomènes divers qui se passent dans l'intimité des organes de tout être vivant, ont besoin, pour s'accomplir, d'un milieu qui permette les transformations matérielles et le jeu des forces naturelles. Ce milieu, destiné à réunir toutes les parties du végétal ou de l'animal, plasma indispensable de toute organisation et comme support de la vie, c'est l'eau. La plante puise au sein de la terre qui la soutient les éléments de sa nutrition dissous dans l'eau qui baigne ses radicules ; c'est au sein de sa sève que s'organise son cambium, et dans l'intérieur du parenchyme aqueux de ses feuilles que se passent ces phénomènes qui vont trans-

2

former les produits bruts qu'elle a reçus, en produits organiques complexes qui serviront à la développer et à la compléter. L'animal reçoit par la bouche sa matière première ;
il l'humecte des sucs de la sécrétion salivaire gastrique,
pancréatique et intestinale ; il l'arrose de boissons : c'est
transformés ainsi en un liquide aqueux que, pêle-mêle, ces
matériaux divers vont être portés au sang, et c'est à travers
cette eau que chaque organe viendra choisir les éléments de
sa nutrition et se développera.

L'eau est donc le support constant des ingrédients de la
vie ; et ce milieu indispensable à tout être vivant, l'animal
l'emmagasine par la boisson.

Il est donc, on le conçoit déjà, excessivement intéressant
d'étudier l'eau ; c'est par elle, pour ainsi dire, que devrait
commencer l'exposition des notions préliminaires de toute la
physiologie. Il est utile et curieux, à la fois, de savoir
quelles peuvent être les variations que ce milieu peut subir,
et quelles sont les influences de ces variations sur le jeu
de la vie. L'étude de l'eau prise en boisson est à la fois
générale, intéressante et pratique.

Le Père de la médecine, Hippocrate, avait bien saisi
toutes les conséquences qui découlent naturellement de ces
recherches, quand il écrivit son *Traité des airs, des eaux
et des lieux,* réunissant ainsi en un même corps les trois
principaux agents qui sont en rapports immédiats et conti-
nuels avec l'homme, et plaçant l'étude des eaux au rang de
celle de l'air et des climats. Aussi, dès qu'il commence
leur étude, il exprime sa pensée en ces mots: « Je veux
» exposer ce qui est à dire sur les eaux, et montrer quelles
» eaux sont malsaines et quelles sont très-salubres, quelles
» incommodités ou quels biens résultent des eaux dont on fait
» usage, car elles ont une grande influence sur la santé [1]. »

Ainsi, la pratique de la médecine doit être précédée de

[1] Trad. de Littré.

l'étude des eaux et des milieux (l'air, le climat) etc., où elle va s'exercer.

Pour ce qui est de l'eau en particulier, tous les grands médecins et tous les grands peuples s'en sont toujours vivement préoccupés. A cet égard, les Romains tiennent certainement le premier rang. Rome dédaignait les eaux paresseuses et jaunâtres de son Tibre. Au temps de ses empereurs, quatorze immenses aquéducs, d'une longueur totale de 428000 mètres, versaient tous les jours plus de 2000 litres d'eau par habitant ; elle avait son *curator aquarum,* on y célébrait tous les ans les *fontanalia,* on ornait alors les puits et les fontaines de fleurs et de verdure, attachant ainsi au choix des bonnes eaux un culte dont les monuments qu'ils nous ont laissés en France, le pont du Gard, les aquéducs de Rodez, de Besançon, etc., nous font profiter encore aujourd'hui. Aussi Galien, Celse, leurs grands médecins, ont-ils tous écrit sur ce sujet.

De cette préoccupation pour le choix des eaux sont nés plus tard divers traités spéciaux, appuyés sur une vaste expérience, mais sur des connaissances chimiques encore bien chancelantes : nous pourrions citer ceux de Haller, Muschenbroeck...

Un des grands médecins de l'Allemagne, F. Hoffmann, le professeur de Hall, écrivait toute une dissertation sur les vertus de l'eau commune; il y dit (p. 54) :

« C'est assurément un très-grand don de la nature dans » une ville ou dans une province, lorsqu'on y trouve de » bonnes sources, qui valent mieux que les plus précieux de » tous les remèdes. Aussi est-il du devoir d'un sage médecin » d'examiner soigneusement, et le mieux qu'il lui est possible, » les eaux du lieu où il exerce la médecine, afin de pouvoir » s'en servir utilement dans la suite, tant pour prévenir que » pour guérir les maladies. »

Tous ceux qui se sont préoccupés des phénomènes de la

vie, et à ce titre les grands naturalistes, ont aussi étudié les eaux avec soin : je pourrais citer Linnée , A. de Jussieu. Celui-ci écrivait [1] : « La bonne qualité des eaux étant une » des choses qui contribuent le plus à la santé des citoyens » d'une ville, il n'y a rien que les magistrats aient plus » d'intérêt à entretenir que la salubrité de celles qui servent » à la boisson , et à remédier aux accidents par lesquels ces » eaux pourraient être altérées. »

Ce n'est, on peut le dire, qu'à notre époque seulement que les vœux de tous ces grands maîtres se sont accomplis, et que l'étude des eaux prises en boisson a été faite d'une manière complète. A la suite de la discussion des questions d'hygiène publique soulevées par les grandes agglomérations d'hommes , toutes les villes importantes se sont préoccupées des eaux qu'elles pouvaient livrer à la consommation. En France, Bordeaux, Lyon, Paris, Marseille viennent de demander à la science ses secours dans l'étude de la question des eaux potables, et il en est résulté un ensemble de travaux qui ont attaqué de front les questions les plus délicates, et dont les plus importants se rattachent aux noms de MM. Dupasquier, Boussingault, Barral, Deville, Maumène, O. Henry, Boutron , Chatin, Bobierre, Morride, Robiquet, etc., etc., et toute la société des savants qui publient avec zèle et patience l'*Annuaire des eaux de France* [2].

J'ai dit qu'il n'existait cependant aucun traité des eaux potables, aucune vue d'ensemble qui rattache en un tout les diverses recherches, et ne n'est qu'à grand'peine qu'on peut se mettre au courant de la question qui nous occupe. Étudiée tantôt par des chimistes, tantôt par des médecins,

---

[1] Hist. de l'Acad. roy. des sciences, 1733.

[2] MM. Héricart de Thury (président) , Orfila, Becquerel, Bouchardat, Boutron, Chevallier, Dubois d'Amiens, O. Henry, Milne-Edwards, Patissier, Payen, Ch.-S.-C. Deville (secrétaire), en composent la commission.

il en est resté dans l'ombre plusieurs parties très-intéres-
santes dans l'application pratique ; d'autres sur lesquelles,
faute de partir d'un point de vue général, il existe des dis-
cordances et des opinions tout opposées. Nous désirons, dans
ce travail, remplir cette lacune, et poser, particulièrement
dans cette introduction, les principes généraux, les bases
sur lesquelles nous puissions nous appuyer pour apprécier
ensuite la valeur des diverses eaux, leur qualité hygiénique
ou leurs effets dangereux.

II. L'EAU EST LA BOISSON NATURELLE ET INDISPENSABLE A L'HOMME.

Nous avons fait voir que l'eau est le milieu où puisent
nos organes, et où s'élaborent les matériaux de la vie ;
elle préside aux diverses transformations moléculaires, elle
forme la plus grande masse de notre corps ; elle est donc
pour nous la boisson naturelle et par cela même la seule
indispensable. Une grande partie des peuples ne boit que
de l'eau : l'Afrique, l'Amérique, les îles de l'Océanie, une
bonne portion de l'Asie, étaient dans ce cas avant que nous
n'y eussions introduit nos habitudes. C'est en grande partie
le vin et la liqueur de feu qui conquit l'Amérique aux Euro-
péens, en apportant chez ces peuples naïfs l'habitude de
l'ivrognerie et ses vices. Les Américains vivaient auparavant
plus long-temps et étaient plus vigoureux. Enfin, presque
toutes les femmes, presque tous les enfants répugnent à
l'usage des liqueurs fermentées, et la Bible nous dit que,
avant le déluge, les hommes, qui ignoraient la fabrication
du vin, arrivaient à un âge très-avancé.

L'eau est donc la boisson nécessaire et suffisante de tous
les temps ; mais peut-on affirmer qu'il ne soit pas préférable
de lui en substituer toute autre, et de la mélanger de
liqueurs fermentées pour la boisson habituelle de l'homme ?

A *priori*, le vin et toutes les boissons alcooliques, étant à à la fois une boisson et une nourriture, doivent aider à notre alimentation et à notre calorification.

Il est incontestable encore que le vin mêlé à certaines eaux les corrige, et en tempère la fadeur ou la crudité ; qu'il peut s'opposer à l'action de certains miasmes dissous par ces eaux, ou de certaines matières putrides qui peuvent exister dans des aliments malsains. Il est incontestable que les boissons spiritueuses sont sinon indispensables, au moins favorables à certaines nations du Nord. En Danemarck, en Pologne, surtout en Sibérie et en Laponie, l'eau-de-vie peut être prise sans danger en grande quantité : elle représente un moyen puissant de calorification et d'excitation pour des organes que le froid engourdit.

Aussi je ne prétends pas être ici exclusif et blâmer un usage que chacun suit. Mais il est incontestable, d'une part, que l'usage du vin nous expose à l'abus ; d'un autre, que cet usage est réellement pour nous la cause occasionnelle de nombreuses maladies, auxquelles notre faiblesse ou nos vices nous ont prédisposés de longue main.

Écoutons les faits :

En Russie et en Pologne, l'usage du vin et de l'eau-de-vie est passé d'habitude à l'état de nécessité ; leur ivrognerie est devenue proverbe. En Laponie, où l'usage de l'eau-de-vie est pourtant sanctionné par la raison, on en est arrivé, d'après Zimmermann, à la faire boire aux enfants de deux ans [1] ! « En Suisse, dit le même auteur, on m'a soutenu » que le kirsch-wasser est rafraîchissant ; j'ai cru devoir » répondre que, selon le peuple et les Indiens, le poivre » rafraîchit ; et qu'un sophiste a dit que le feu est froid et la » neige chaude. »

Voilà pour l'abus.

Quant aux effets produits par l'usage des boissons spiritueuses, prises même en quantité convenable, l'avis de ce

[1] Traité de l'exp., art. *Boisson.*

grand observateur est que non-seulement elles ne facilitent pas la digestion, mais qu'elles y sont au contraire un obstacle. Le vin, dit-il, est pour les jeunes gens ce que le fumier est pour l'arbre; il fait pousser les fruits et périr l'arbre. Bacon dit qu'il a vu se confirmer par l'expérience ce que l'antiquité avait cru par rapport à l'effet du vin sur la génération, c'est-à-dire que les buveurs de vin perdent leur virilité ou n'engendrent que des filles, comme dit le proverbe anglais.

Sur la foi de Th. Elliot, Smith nous raconte que, dans le comté de Cornwall, les pauvres gens qui ne buvaient que de l'eau, étaient tous vigoureux et vivaient jusqu'à un âge très-avancé; et il cite, un peu plus loin, son propre exemple, pour faire voir que l'emploi même modéré du vin avait fait reparaître chez lui une gravelle qui ne céda qu'à la boisson exclusive de l'eau [1].

«Jamais, dit Allen, on n'a vu que la goutte ait porté atteinte à un buveur d'eau.»

Tels ont été aussi les sentiments de presque tous les praticiens.

Si nous ajoutons, enfin, que, dans les pays chauds, la loi des Mahométans et des idolâtres de l'Indoustan défend l'emploi des liqueurs fermentées; qu'une loi de Carthage prohibait toute autre boisson que l'eau le jour de la cohabitation maritale; on pourra penser, en réfléchissant au sentiment de tant d'hommes célèbres et de tant de religions basées sur l'hygiène et le sens public, que non-seulement l'emploi des boissons fermentées n'est pas indispensable, mais même qu'il serait plus heureux peut-être que nous nous en fussions toujours abstenus, ou que, tout au moins, il serait plus sage d'user de l'eau seule, et d'écouter en cela le conseil de la bonne nature qui n'a pas donné d'autre boisson aux plantes et aux animaux.

[1] Traité des vertus méd. de l'eau commune, p. 65 et suiv.

Mais s'il reste encore quelques doutes et si l'on craint l'épithète de *buveur d'eau,* qu'on me permette de rappeler qu'il fut ordonné à la mère de Samson de ne boire ni de vin ni d'aucune liqueur fermentée [1], que Démosthène ne but que de l'eau, que César paraît aussi n'avoir jamais bu que de l'eau, et qu'au dire de Zimmermann [2], Tiraqueau, qui ne buvait que de l'eau, eut 40 enfants et fit autant d'ouvrages.

Il se trouve donc établi actuellement par l'expérience des peuples et le sentiment des hommes compétents, que l'eau est non-seulement indispensable mais suffisante, et la seule boisson *naturelle* à l'homme. Partant de là, nous allons considérer d'une manière plus précise quel est son but, son rôle et ses transformations quand elle est livrée à l'organisme par la boisson.

III. RÔLE DE L'EAU PRISE EN BOISSON.

Considérés au point de vue qui nous occupe, les effets de l'eau peuvent être rangés sous quatre chefs :

1º L'eau satisfait au besoin de la soif;

2º L'eau aide à la déglutition des aliments;

3º L'eau favorise la digestion et les actions chimiques qui l'accompagnent;

4º Enfin, et surtout, *l'eau est un aliment.*

Nous allons considérer l'eau sous ces divers point de vue, afin de pouvoir déduire, du rôle que doit jouer l'eau au contact de nos organes, des principes qui nous serviront à juger plus tard de la valeur des diverses eaux potables.

1º *L'eau étanche la soif.* — Le besoin si impérieux de la soif nous a été donné par la nature pour nous avertir que

---

[1] *Juges,* ch. 13.

[2] Trait. de l'exp., T. II, p. 308. — Tiraqueau était professeur de droit à Toulouse dans le moyen âge.

notre organisme manque de l'un de ses plus indispensables matériaux. L'exhalation pulmonaire, les sueurs et les diverses sécrétions, l'excrétion urinaire surtout, enlèvent à chaque instant à notre corps une partie de son eau, et tendent à détruire la relation normale qui, dans l'état sain, doit toujours exister entre le poids des liquides et celui des solides. La sensation de la soif nous invite à réparer les pertes aqueuses que nous avons faites, et le sentiment du bien-être que nous éprouvons alors à boire, nous récompense aussitôt, et nous avertit que l'équilibre va se rétablir. Mais aussi, par une admirable prévoyance, à peine cette eau a-t-elle dépassé l'isthme du gosier que l'organisme se déclare satisfait. Il fallait, en effet, que le sentiment de la satiété naquît avant que l'eau n'eût eu le temps d'arriver aux divers organes.

D'autres liquides que l'eau paraissent étancher la soif : la bierre, le vin, le suc des fruits acidules.... Mais on peut considérer que la base de toutes ces boissons est l'eau. C'est à elle seule qu'est donnée en partage la satisfaction d'un de nos plus impérieux besoins, et je ne pense pas qu'on ait jamais observé qu'un liquide qui ne contient pas d'eau pût désaltérer.

De là, que conclure à propos de notre étude? Que *la première condition que doit remplir une eau potable , c'est d'inviter à la boisson par sa limpidité, de plaire à la bouche et de désaltérer par sa fraîcheur.*

2° *L'eau sert à la déglutition des aliments.* — On dirait que, dans l'acte de la nutrition, la nature s'est complu à entourer de toute sa vigilance l'absorption de la quantité d'eau qui nous est nécessaire. A peine l'aliment aride est-il placé sur la langue, qu'un flot de liquide salivaire vient le mouiller; ce n'est qu'à l'état de pâte molle, de bouillie épaisse, qu'elle en admet l'entrée dans les voies digestives. — Mais aussi le sentiment de la soif nous avertit qu'une partie de son humeur aqueuse vient de quitter l'intimité des organes ; et, quand la déglutition s'opère, c'est à l'eau que nous devons encore recourir, pour pousser jusqu'à l'estomac, qui va lui faire subir une nouvelle transformation, le bol alimentaire, qui hésite encore dans notre œsophage. La bouche s'humecte et se rafraîchit ; la langue se lave, et noie dans la sensation du liquide le goût des derniers aliments ; la boisson en aiguise les papilles, et la prépare à la perception de nouvelles saveurs.

3° *L'eau favorise la digestion et les diverses actions chimiques qui l'accompagnent.* — On n'a peut-être pas assez réfléchi au sentiment de la soif, qui semble se décupler, comme d'une manière intermittente, pendant les repas. Quoique nos sécrétions nous fassent faire des pertes aqueuses continues, c'est surtout à ce moment que la nature se réserve de nous avertir qu'elle a besoin du liquide réparateur ; alors cette sensation naît, croît, demande à être satisfaite. C'est qu'en effet, le grand acte de la digestion ne peut s'accomplir sans l'intermédiaire de l'eau. Si le besoin de la soif ne coïncidait pas avec celui de la faim, les aliments arrivés, à demi broyés au contact du suc gastrique, seraient à peine attaqués et transformés à leur surface. Pelotonnés dans un coin de l'estomac, à l'état presque solide, c'est tout au plus si leur portion la plus extérieure serait digérée et absorbée. — La boisson les réduit, au contraire, en une bouillie claire, permet aux diastases salivaire et gastrique de se mettre exactement et complètement en contact avec toutes leurs portions, dissout les parties déjà solubles, divise les parties encore insolubles ; sert, sous l'influence des contractions péristaltiques de l'estomac, à malaxer et à mélanger la masse, et permet ainsi aux actions chimiques de s'accomplir dans les conditions normales des réactions ordinaires. Ces diverses transformations opérées, elle sert alors de dissol-

vant aux matières devenues solubles, de véhicule à celles à
qui leur état solide ne pourrait encore permettre de franchir
le pylore, et les porte plus loin; sur son trajet elle place les
parties de l'aliment déjà assimilables, au contact intime des
villosités intestinales, et permet ainsi l'acte de l'endosmose.

Ainsi, dans les premières voies, avant même qu'elle soit
arrivée dans le torrent intime de la circulation, l'eau joue
déjà un triple rôle : celui de diviser les parties de l'aliment,
et de permettre leur trajet à travers les intestins ; celui de
dissoudre d'abord les sucs actifs, de les mettre en contact
moléculaire avec les matériaux à digérer; enfin, celui d'en
permettre l'absorption. Mais ces fonctions déjà importantes
finissent là; et, transportée pêle-mêle avec le chyle jusqu'au
sang, elle commence à remplir un rôle bien autrement important et nécessaire, celui de matière nutritive.

Quels sont les principes qui dérivent immédiatement de
ces considérations, à propos de l'étude générale des eaux
potables?

Les voici : — *Toute eau, pour être potable, devra, par sa
température, son aération, plaire à l'estomac autant qu'à la
bouche, exciter la sécrétion des sucs gastriques et les actes
digestifs, et non distraire les viscères par sa crudité, sa
dureté ou sa lourdeur ; elle devra préparer l'acte définitif
de l'absorption des aliments, en en permettant d'avance la
cuisson parfaite; elle devra, par les matières salines qu'elle
tiendra en dissolution, ne pas saturer et paralyser dans
leurs effets les liquides digestifs, ni surtout favoriser les
transformations moléculaires en sens opposé.*

IV. L'EAU EST UN ALIMENT PLASTIQUE.

Il nous importe extrêmement de faire saisir à ceux qui
veulent bien nous lire, les raisons qui nous ont convaincu
que l'eau est un véritable aliment, une matière nutritive et

plastique. C'est de cette considération que dépendent les appréciations que nous devrons faire des diverses eaux potables, et la plupart des conclusions hygiéniques et médicales que nous pourrons retirer de ce travail. Mais j'espère pouvoir prouver assez cette proposition, pour qu'elle devienne claire pour tous.

Et d'abord, que doit-on entendre par *aliment? L'aliment est*, pour nous, *tout ce qui répare les pertes faites par l'organisme de l'un de ses éléments nécessaires.*

D'après Robin, *l'aliment est tout ce qui favorise le double mouvement d'assimilation ou de désassimilation que présentent, sans se détruire, les corps organisés.* — Quoi qu'il en soit de cette définition, elle se trouve composée de deux parties distinctes. Le rôle de l'eau satisfait évidemment à la seconde d'une manière complète. L'eau est, en effet, l'intermédiaire de toute excrétion et de toute sécrétion. Quant à la première partie de la définition, qui nous est commune, elle a trait au rôle vraiment nutritif de l'aliment. Voyons si l'eau potable devient, tant par elle-même que par les sels qu'elle dissout, même en faible quantité, un aliment plastique non-seulement utile mais indispensable.

L'eau fait partie constituante de tous nos organes, des globules du sang, du cerveau, des fibres musculaires, etc.... Elle est non pas mélangée, mais intimement unie à la matière organisée. L'eau, c'est la principale partie de nous-mêmes; et, comme le dit si originalement Bordeu [1], « nous » ne sommes qu'un amas d'eau, une espèce de brouillard » épais renfermé dans quelques vessies. » Or, l'eau étant à chaque instant éliminée, comme nous le disions, et l'équilibre normal se reconstituant sans cesse, l'eau est aussi à chaque instant assimilée et devient partie intime et vivante de notre molécule. L'eau est donc bien réellement une matière reconstitutive et plastique : ce point de vue ne

[1] Analyse médicinale du sang, T. II, p. 945.

doit être douteux pour personne. Nous pourrions même peut-être affirmer plus encore, et attribuer à ce phénomène du passage continu de l'eau dans nos organes un rôle de nutrition comparable à celui des aliments ordinaires. Ainsi, Smith [1] rapporte l'histoire d'un matelot anglais qui voulut se laisser mourir de faim en prison, plutôt que d'aller s'embarquer à Londres et servir sur mer. Il resta vingt jours enfermé, sans prendre autre chose que trois pintes d'eau. Au bout de ce temps, voyant qu'il allait être obligé de partir avec ses autres compagnons, il consentit à manger, et dans la marche il parut aussi fort que le plus fort de la troupe. On peut lire le fait semblable d'un malheureux qui résista plus d'un mois à la faim, dans les prisons de Toulouse, en ne buvant que de l'eau.

Smith cite encore, d'après le docteur Car, l'histoire d'un fou de Leyde, qui resta quarante jours sans prendre de nourriture, ne buvant que de l'eau et fumant du tabac, affirmant qu'il jeûnerait aussi long-temps que Jésus-Christ.

J'ai vu, dit-il, aussi, une femme qui par misère se privait souvent plusieurs jours d'aliments : quand je lui demandai quel était son secret, elle me répondit qu'elle avait trouvé le moyen d'apaiser sa faim en buvant de l'eau.

De tous ces faits et d'autres semblables, nous pourrions conclure que l'eau est vraiment un aliment; mais ce n'est pas de là que nous tirerions des conclusions pratiques ; toutes les eaux, en effet, sont à ce point de vue assez riches pour fournir aux pertes aqueuses de l'organisme et soutenir l'équilibre. La partie délicate de la question est de savoir si, dans les eaux potables, les sels, qu'elles dissolvent en quantité minime, sont utiles s'ils sont réellement absorbés, s'ils deviennent partie constitutive de nous-mêmes; s'il y aurait inconvénient à boire exclusivement d'une eau parfaitement pure.

[1] Traité des vertus médicinales de l'eau commune, p. 72.

Si nous consultons d'abord ceux dont l'opinion peut avoir un fondement solide, appuyé qu'il est sur leur vaste expérience ou sur des travaux spéciaux, nous les entendrons tous affirmer que l'eau tout entière est un aliment. Hippocrate [1] va même plus loin, car il nous dit à propos de la constitution de l'homme : « Le feu peut toujours tout mou- » voir, l'eau toujours tout nourrir. »

Hallé et Nysten [2] se posent la question : L'eau est-elle nutritive ? « Mélangée avec les aliments, elle forme, disent- » ils, un ensemble qui répare non-seulement en proportion » de la matière solide, mais aussi de la quantité d'eau » dont ils sont imprégnés..... Si l'eau nourrit les végétaux, » comme il est bien prouvé, pourquoi donc ne nourrirait-elle » pas les animaux ? »

Dupasquier, dans son ouvrage sur la comparaison des eaux de rivière (Lyon, 1840), nous dit : « Les eaux les plus » pures, relativement à la quantité de matière qui s'y trouve, » ne sont pas les meilleures pour cela..... C'est par une pré- » vision vraiment providentielle de la nature que les eaux » contiennent une plus ou moins grande quantité de matières » étrangères en solution..... La qualité des eaux potables » n'est pas en rapport avec leur degré de pureté. » La médecine lyonnaise à laquelle il s'adressait (MM. Imbert, Rotex, Brachet), s'est tout entière associée à ces idées, et les a enrichies de faits et de considérations nouvelles dans différents mémoires. — L'Académie de médecine, sur un rapport de M. Brachet sur l'ouvrage cité, a adopté à l'unanimité les conclusions de l'auteur, et lui a décerné une médaille d'or.

Voilà donc l'opinion des maîtres en médecine. C'est aussi celle des chimistes. Je citerai Malagutti : d'après lui, pour qu'une eau soit potable, il faut qu'elle contienne de petites

[1] Hypocrate, *Du régime*, liv. Ier, T. VI, p. 47, trad. Littré.
[2] Dict. des sc. méd., art. *Boisson*.

quantités de bicarbonate de chaux et de chlorure de sodium.

La chaux, transformée en lactate sous l'influence du suc gastrique, passe dans l'organisme avec les chlorures alcalins.

Toutefois, une petite quantité de sulfate de soude et de magnésie peut aussi ne pas être inutile à l'assimilation.

Toutes ces opinions doivent avoir pour nous un grand poids; mais je les crois fondées plutôt sur le raisonnement et la déduction du bon sens que sur des faits observés. J'ai à cœur de prouver le rôle nutritif des éléments salins de l'eau d'une manière plus positive encore.

Et d'abord, toutes les eaux qui passent pour bonnes et potables sont minéralisées. Les eaux de nos grands fleuves et de nos rivières, de nos lacs, de nos sources, sont toutes chargées d'une certaine quantité de sels terreux. On remarque que, dès qu'ils diminuent considérablement, des maladies endémiques, des scrofules, des enflures aux glandes se déclarent. «Les eaux de pluie», dit Hippocrate, «rendent » à ceux qui s'en servent la voix rauque et enrouée.» Elles sont cependant exclusivement bues dans certains pays, à Cadix, à Neubourg, par exemple; mais, recueillies dans des citernes, elles se sont déjà minéralisées dans l'air, sur les toits, sur le sol, aux dépens des parois du réservoir. L'eau distillée constitue toujours une mauvaise boisson, fade, lourde à l'estomac, produisant des diarrhées et des coliques. Il est donc d'expérience populaire et universelle, et cette preuve passe, à mon sens, avant toute autre, que toute eau n'est potable qu'au prix des sels qu'elle dissout; qu'il n'existe pas de peuples qui boivent de l'eau pure, pas d'homme qui, par boutade d'originalité ou par magnificence, ait encore imaginé de se servir d'eau distillée sur sa table, fût-elle mélangée des meilleurs vins; que c'est donc une loi naturelle et générale que l'eau soit minéralisée, et qu'il ne peut être révolu aux sels qu'elle dissout, l'unique emploi de laver l'estomac ou les intestins, ou d'être absorbés par le sang pour être aussitôt rejetés.

Nous pourrions rappeler encore les divers faits cités plus haut de Smith, du docteur Car, et nous fonder sur ces curieuses observations et sur le nom de leurs auteurs pour établir ce rôle essentiel de l'eau. Mais voici des preuves plus directes et plus frappantes encore.

M. Chossat [1], dont le nom fait autorité, rapporte qu'il a nourri des pigeons avec des grains de blé bien choisis et contenant, d'après ses expériences antérieures, une quantité de sels calcaires insuffisante pour leur ossification. Les pigeons commencent à s'engraisser; mais, au bout d'un ou deux mois, on les voit, peu à peu, *augmenter instinctivement leur boisson; ils absorbent deux fois, trois fois, puis cinq et huit fois la quantité d'eau ordinaire,* poussés ainsi par l'instinct du besoin qui leur fait rechercher dans l'eau la quantité de sels calcaires insuffisante dans leur alimentation ; puis, sous l'influence de cet excès de liquides délayants, une diarrhée s'établissait, d'abord modérée, puis énorme, et l'animal finissait par succomber. « C'est la » diarrhée qu'on pourrait, dit-il, appeler *par insuffisance du* » *principe calcaire,* et qu'on retrouve fréquemment chez » l'homme lors du travail de l'ossification. »

Une expérience plus directe et plus frappante encore est celle de M. Boussingault sur l'ossification du porc [2]. Il prend trois de ces animaux de même portée et identiques ; chez les deux premiers il analyse les os et dose la chaux ; il sacrifie le troisième, après l'avoir nourri quatre-vingt-treize jours de pommes de terre, nourriture très-propice et contenant un poids connu de chaux. La quantité de cette substance assimilée par les os de porc a été de 150 grammes (soit $1^{gr},06$ par jour). Or, la nourriture absorbée ne contenait

[1] Compt.-rend., T. XVI, p. 356.
[2] Compt.-rend., T. XXIV, p. 486, et T. XXII, p. 356.

que 98 grammes de chaux. Il y a donc eu 52 grammes de chaux de plus assimilée ; et, l'animal n'ayant avalé que les aliments et l'eau, il a donc fallu que les 52 gram. de chaux excédants lui aient été fournis par les boissons.

Pour faire la contre-épreuve, l'eau est analysée, et la quantité de chaux correspondante à l'eau qui a été bue dans les quatre-vingt-treize jours est de 180 gram. : ce qui donne le poids total de 278 gram. de chaux qui sont passés dans le corps de l'animal. Or, si on ajoute au poids de 150 gram. absorbés par les os celui de 116 gram. de chaux qui se trouvent dans la somme des excréments rendus par l'animal, on arrive au nombre de 266 gram. très-rapprochés des 278 gram. de chaux employés dans l'alimentation. Les 12 gram. qui manquent, sont ceux qui ont été absorbés par les autres parties du corps de l'animal, les téguments, les muscles, la matière cérébrale, etc....

Cette expérience est donc concluante : elle prouve, la balance à la main, qu'un animal qui ne reçoit que 98 gram. de chaux dans son alimentation, en assimile 150 gram. en quatre-vingt-treize jours, et que c'est de l'eau que lui vient l'excès de cet élément indispensable à son accroissement.

On voit, d'après cette curieuse analyse physiologique, l'absorption directe de l'un des éléments minéralisateurs de l'eau, la chaux. C'est aussi le plus important ; mais il est impossible de ne pas croire que si le carbonate de chaux est nécessaire et assimilé, les autres sels, tels que le chlorure de sodium, le sulfate de soude..., et tous ceux qui sont utiles à notre alimentation, ne soient pas absorbés de même.

Aussi M. Boussingault conclut-il : « De ces expériences » il résulte la preuve de l'intervention des *substances salines* » de l'eau dans l'alimentation, qui, sans leur concours, aurait » été insuffisante. »

C'est qu'en effet, les autres sels dissous comme le carbonate de chaux, et avec lui mélangés au chyle, sont absorbés, portés tous ensemble dans le sang , et soumis tous ensemble également à l'action assimilatrice et excrétante de l'organisme, qui prend ceux qui lui conviennent, rejette ceux dont elle n'a que faire, et établit la structure de sa matière vivante d'après les lois immuables qui lui ont été assignées.

Après avoir prouvé que les matières minérales contenues dans les eaux sont absorbées et assimilées , il nous reste à ajouter encore quelque chose.

On pourrait faire et on a fait cette objection , que les substances salines que nous absorbons avec nos aliments, sont toujours en quantité suffisante pour satisfaire aux besoins de l'organisme , et que les sels contenus dans les eaux sont alors inutiles et comme non avenus. Après avoir remarqué que leur rôle unique n'est pas la nutrition , mais aussi , comme nous le montrerons, l'addition d'une saveur agréable qui nous excite à boire et facilite les sécrétions digestives, j'ajouterai que l'objection précédente pèche par sa base ; car il n'existe pas d'expérience qui prouve que la quantité de sels qui se trouve dans l'alimentation ordinaire de l'homme soit suffisante pour fournir à ses besoins ; et on voit, bien au contraire, qu'avec des alimentations appropriées, du blé pour des pigeons , des légumes pour le porc, ces animaux ne trouvent pas dans cette nourriture solide la quantité de sels qui leur est nécessaire [1].

D'un autre côté, les eaux potables nous représentent réunie la somme des sels qui entrent dans la confection de tous nos organes. Or, dans certaines conditions, les marins, par exemple , dans les longs voyages, ou les habitants de pays pauvres, ne peuvent recourir à une alimentation variée : des légumes, des pommes de terre, du pain fait souvent de céréales mal venues sur des terrains trop maigres, sont leur

[1] Le cheval pur sang, quelle que soit la recherche que l'on apporte à son alimentation , ne manque jamais de troubler l'eau avec son sabot avant que de la boire.

nourriture habituelle. Il est probable, dans ces cas surtout, que l'organisme trouve dans l'eau et lui emprunte des substances qui ne se retrouveraient pas, ou n'existent qu'en quantité insuffisante dans une alimentation trop homogène. Si ce n'est pas le chlorure de sodium, ce seront les divers sels de chaux, les sulfates, l'iode, le fluor. Et, en effet, dans ces pays peu favorisés, dans les montagnes, par exemple, l'usage des eaux presque pures semble affaiblir l'organisme, l'arrêter dans son développement et contribuer ainsi à la domination endémique de certaines maladies. Peut-être, et encore ceci n'est-il pas prouvé, qu'une alimentation substantielle et variée peut tenir lieu par ses sels des sels de l'eau; mais il est souvent nécessaire, toujours utile, que leur présence dans nos boissons vienne compléter la quantité de matières salines que nous recevons par nos aliments.

Après avoir montré que les matériaux minéralisateurs des eaux sont nécessaires à notre organisme, il nous sera maintenant facile de juger des eaux propres ou impropres à notre alimentation.

Il est évident, en effet, et c'est le principe qui découle immédiatement de la discussion précédente, que *toute substance saline qui aura son représentant dans l'économie, devient par cela même utile, sinon nécessaire ; que toute substance, au contraire, qui ne sera pas propre à se substituer, ou qui ne sera pas reconnue, par l'usage général, avoir sur l'organisme une activité directe, sera inutile ou dangereuse.*

Mais nous avons à faire ici une remarque importante : elle a trait non plus à la qualité, mais à la quantité des sels dissous. L'eau, avant d'arriver au sang, passe par l'estomac et s'y met en contact intime avec les aliments, le plus souvent même elle a déjà servi à leur préparation et à leur cuisson.

Il faut donc non-seulement qu'elle soit utile à notre alimentation par les principes qu'elle dissout, mais encore

qu'elle aide les changements divers qui doivent s'opérer dans
les aliments proprement dits, avant qu'ils ne soient absorbés.
Il faut qu'elle en permette la préparation, la cuisson; qu'arrivant par la boisson dans l'estomac, elle puisse y former
la dissolution des parties solubles, aider l'action des sucs
salivaires et gastriques, en un mot, satisfaire à son premier
rôle et d'agent mécanique et de dissolvant. Or, il est évident
que des substances telles que le sulfate de chaux et le
chlorure de calcium, les sels correspondants de magnésie...
l'excès d'alumine, etc., qui, en quantité un peu considérable, non-seulement par leur saveur désagréable ne favorisent pas, mais encore qui s'opposent par leur masse à
la transformation définitive de l'aliment en chyle, il est évident, dis-je, que ces substances, *si elles se trouvent en
quantité notable dans les eaux, devront être réputées nuisibles, et les eaux qui les contiennent dangereuses à boire.*
Nous verrons bientôt quelles sont les proportions qu'elles
doivent ne pas dépasser.

On voit donc, par cette Introduction, qu'en partant du
point de vue général de l'*eau considérée comme boisson,*
nous sommes arrivé à poser un petit nombre de principes, qui vont maintenant être notre point de départ, nos
règles, nos mesures dans l'étude comparative des diverses
eaux.

On sent déjà combien il sera intéressant de poursuivre
ces principes dans leurs applications; d'en faire ressortir la
généralité et la vérité pour toutes les eaux qui, de l'assentiment de tous, sont considérées comme les meilleures eaux
potables; de poursuivre l'action physiologique des substances
utiles; enfin, de déterminer et de suivre le développement
des diverses maladies que tel ou tel composé nuisible tient
sous son influence.

PREMIÈRE PARTIE.

DES DIVERSES EAUX POTABLES.

———

Une eau ne ressemble pas à une autre eau.
(HIPPOCRATE , *De l'air, des eaux , des lieux.*)

J'ai divisé cette première partie en trois chapitres.

Dans le premier, je considère les eaux potables à un point de vue général, je définis leurs *qualités-types*. Je recherche l'influence sur la bonté des eaux, de la présence ou de l'absence de telles ou telles conditions physiques, de tels ou tels sels, et de leur quantité.

Dans le deuxième chapitre, je classe et j'étudie les diverses eaux potables.

Dans le troisième, je m'occupe de leur conservation et de leur épuration.

———

CHAPITRE PREMIER.

DES EAUX POTABLES EN GÉNÉRAL.

———

ARTICLE PREMIER.

Qu'entend-on par eaux potables ?

On nomme *eaux potables* les eaux qui sont propres à l'alimentation, c'est-à-dire à la boisson et à la nutrition.

Cette définition est le résumé des principes posés dans notre Introduction : l'eau potable doit nous désaltérer, permettre la préparation et la digestion des aliments, et aider par elle-même à la nutrition générale.

Pour satisfaire à ces conditions, quelles doivent être les qualités d'une eau potable?

Hippocrate nous dit (*De l'air, des eaux, des lieux*) : « Une bonne eau doit être limpide, légère, aérée, sans » odeur ni saveur sensible, chaude en hiver, fraîche en été. »

Depuis Hippocrate, tous les hygiénistes ont été unanimes pour accorder aux eaux potables ces diverses qualités, si je puis dire *extérieures*. Je ne citerais les auteurs que pour répéter le maître.

L'Annuaire des eaux de France, par l'autorité des noms de ceux qui l'ont fondé [1], nous représente sur cette question l'état le plus sage et par conséquent le plus avancé de la science.

Je donne ici les caractères qu'il assigne à l'eau potable : « Une eau peut être considérée comme bonne et potable » quand elle est fraîche, limpide, sans odeur; quand sa sa- » veur est très-faible, qu'elle n'est surtout ni désagréable, » ni fade, ni salée, ni douceâtre; quand elle contient peu de » matières étrangères; quand elle renferme suffisamment » d'air en dissolution; quand elle dissout le savon sans for- » mer de grumeaux, et qu'elle cuit bien les légumes. »

Nous adhérons parfaitement à cette définition descriptive; seulement, dans l'intérêt de l'ordre de notre travail, nous désirons noter ainsi qu'il suit les caractères des eaux potables.

Une bonne eau potable doit être limpide, —incolore,—

---

[1] Cet ouvrage est le fruit d'une noble préoccupation pour les intérêts du pays. Il fut conçu en 1849 par M. Dumas, alors ministre de l'agriculture et du commerce, et réalisé par les travaux des membres de la Société nationale et centrale d'agriculture et de l'Académie de médecine. On ne saurait comparer la science de ces auteurs qu'à leur dévouement. Nous avons donné dans l'introduction le nom des membres de la Commission.

sans odeur, — fraîche, — d'une saveur légère et agréable;
— elle doit être aérée, — le plus possible exempte de matières
organiques, — enfin, tenir en dissolution une petite quantité
de matières salines qui permette toutefois la préparation
parfaite des aliments.

Nous allons maintenant prendre un à un ces divers caractères et les expliquer.

1° *Une bonne eau potable doit être limpide.* — La limpidité consiste dans la transparence parfaite. Toute eau bourbeuse doit être rejetée, elle est lourde et indigeste; chargée de matières terreuses empruntées aux campagnes, elle est le plus souvent salie aussi par les matières organiques. Elle cause du dégoût et s'oppose à l'action des sucs intestinaux.

La limpidité indique plus que la transparence; elle exprime encore l'état de *liquidité parfaite*. Toute eau qui coule en laissant des stries, qui a de la viscosité, qui quand on l'agitera présentera des bulles persistantes à sa surface, toute transparente qu'elle puisse être du reste, ne sera pas dite limpide. La viscosité de l'eau est le plus souvent le signe de la présence de matières organiques. En général, une eau qui n'est pas transparente doit être, si on le peut, rejetée, la filtration ne suffisant pas, à cause des matières qu'elle peut dissoudre en excès, pour la rendre parfaitement bonne.

2° *Incolore.* — L'eau prise en petite masse est sans couleur. Toute eau qui placée dans un verre sera colorée, est d'autant plus suspecte, qu'elle doit en général cette propriété à la présence de matières organiques. Il ne faudrait pourtant pas rejeter de l'usage l'eau qui, en grande masse, présente la couleur bleue ou légèrement verdâtre. Cette teinte paraît être en effet sa couleur propre [1]. Les

[1] C'est l'opinion de tous les savants qui se sont occupés de la couleur de l'eau. Voici un extrait des Mémoires scientifiques

glaciers privés d'air sont bleus, même par les temps pluvieux ; les eaux des grands lacs formés par la fonte des neiges et des glaces sont bleues, ils n'en contiennent pas moins des eaux très-pures. Toutefois, quand cette couleur passe au vert, et surtout au vert jaunâtre, on peut y affirmer la présence de végétaux microscopiques ou même de matières animales, comme nous le verrons en parlant des eaux lacustres et des étangs.

3° *Sans odeur.* — L'eau agitée vivement dans un vase de verre, puis portée subitement aux narines, ou bien projetée dans une égale quantité d'eau de la même espèce déjà très-chaude, doit ne dégager aucune odeur. Le développement de l'odeur est dû, soit aux matières organiques souvent en état de se décomposer, soit aux gaz dissous (acide sulfhydrique, ammoniaque, hydrogènes carbonés....). Toutefois, les meilleures eaux, contenant toujours une petite quantité de substances végétales ou animales, prennent, surtout quand on les conserve dans l'obscurité après qu'elles ont subi le contact de la lumière, une très-légère odeur de moisissure ou de marée. Mais celles qui au sortir de la source ou du fleuve n'ont pas d'odeur, sont, à ce point de vue, parfaitement potables. La Commission du congrès général d'hygiène [1] de

d'Arago (*Annuaire du bureau des longitudes*, 1838, pag. 483) : «C'est au bleu d'outre-mer que le capitaine Scoresby compare la » teinte générale des mers polaires. C'est par les mots d'*azur vif* » que le capitaine Tuckey caractérise les flots de l'Atlantique dans » les régions équinoxiales ; c'est aussi le bleu vif que sir H. Davy » assigne aux teintes réfléchies par les eaux pures provenant de la » fonte des neiges et des glaciers. Les bandes vertes, si étendues » et si tranchées des régions polaires, renferment des myriades de » méduses, dont la couleur jaunâtre, mêlée à la couleur bleue de » l'eau, engendre le vert.... En Suisse, d'après sir H. Davy, quand » la teinte d'un lac passe du bleu au vert, c'est que ses eaux se » sont imprégnées de matières végétales. »

[1] *Voir* Annales d'hygiène et de méd. légale, T. XLVIII, p. 472.

Bruxelles (1852) nous paraît avoir été trop exagérée en disant : « L'eau ne doit acquérir aucune odeur après avoir » été conservée dans un vase ouvert ou fermé. »

4° *Fraîche.* — On a vu plus haut le sentiment d'Hippocrate à ce sujet. En général, ce sont les eaux des sources, des citernes bien construites et des pays montagneux qui satisfont le mieux à ce précepte. Les eaux des lacs à leur surface, et celles des fleuves, surtout près de leurs bords, sont fortement influencées par la température ambiante (voir *Sources, rivières, lacs*). Toute eau qui est bue à $+$ 20° cause un sentiment désagréable de fadeur et ne désaltère pas, elle a perdu alors sa tonicité ; elle détend la fibre, affaiblit et fatigue l'estomac, et est cause de diarrhées, tant par sa température que par l'excès même de la boisson.

Toute eau qui se rapproche beaucoup de 0° est dangereuse à boire en été, par la surprise même que peut occasionner le brusque refroidissement, et le mouvement congestif qu'il provoque dans l'économie. En 1825, on vit en été, à Paris, un si grand nombre d'accidents cholériques causés par l'usage des boissons froides, que l'on crut un instant qu'elles étaient empoisonnées. Vauquelin, Marc, Marjolin, Orfila prouvèrent que ces accidents étaient dus à l'action subite du froid sur les viscères. Du reste, qui ne se rappelle, dans ses souvenirs classiques, l'histoire de la maladie d'Alexandre sur les rives de l'Oxus ? A la suite d'une course forcée, il avait bu à longs traits cette eau glaciale qui pensa coûter la vie au conquérant et à son médecin Philippe. Le Dauphin, fils de François Ier, jouant à la paume, excédé de soif but une gorgée d'eau fraîche ; une pleurésie l'emporta en quelques jours. Montécuculli, son échanson, soupçonné de l'avoir empoisonné, mis à la torture et ne pouvant supporter ses souffrances, déclara qu'il avait mis de l'arsenic dans son verre : il fut écartelé.

Ces exemples montreront mieux que tous les raisonnements les effets sur l'économie des boissons trop froides.

L'eau glaciale devient désagréable en hiver ; elle produit une sorte de crispation de l'estomac, elle s'oppose à l'accomplissement de la digestion ; elle amène des coliques et de la diarrhée. Aussi les eaux de source qui possèdent en toute saison une température moyenne de 8° à 15° sont-elles, à cet égard, préférables. M. Dupasquier [1] a démontré qu'à cause de sa grande capacité calorifique et de son faible pouvoir conducteur, l'eau à 12° ne gagne que 2°,4 en traversant pendant l'été à Lyon 1450 mètres de tuyaux placés dans le sol. On doit donc d'autant plus rechercher des eaux à une température normale, qu'elles la conservent dans leur parcours de distribution souterraine.

L'eau doit donc être fraîche, mais non glacée ; la fraîcheur est pour l'eau une qualité précieuse. « *Ea enim* », dit Haller, « *et gratior est linguæ et sitim magis levat et de-* » *nique fibras ventriculi minùs debilitat.... meritò ergò in* » *regionibus callidis præfertur, et Hispani, Siculi, Neapo-* » *litanes, suæ aquæ etiam artificiale nivis frigus addunt* » *salubriter, et aquæ frigidæ usu nupero febrium mali-* » *gnarum vehementiam remisisse testimonia exstant* [2]. » Ainsi, en été, l'eau fraîche tonifie la fibre et détruit l'effet malin des miasmes. En hiver, elle n'ajoute pas à l'état congestif de nos organes ; elle rafraîchit même mieux que l'eau glaciale, qui désaltère très-mal dans cette saison.

5° *D'une saveur légère et agréable.* — L'Annuaire des *eaux de France* nous dit que l'eau potable doit être « d'une » très-faible saveur, qui ne soit ni désagréable, ni fade, ni » douceâtre, ni salée. »

[1] Des eaux de source et des eaux de rivière comparées. Lyon, 1840.
[2] Haller, T. VI, p. 240.

La saveur de l'eau est réelle ; les hydropotes arrivent à un tel degré de précision, qu'on ne peut avoir de doute à ce sujet. Ils sont agréablement ou désagréablement surpris dans chaque pays de la saveur des eaux qu'ils y boivent ; ils distinguent souvent l'eau de deux sources au premier abord également bonnes. La reine Blanche faisait tous les jours apporter sur sa table l'eau de la source des Paunats, près d'Avallon, qu'elle préférait à toutes les autres. Parmi toutes les eaux que recevait Rome, celle de la fontaine Marcia était la plus estimée ; on la payait beaucoup plus cher. J'ai lu dans un *Voyage à Constantinople* que les vieux et fervents Musulmans, après s'être toujours privés du vin que leur défend le Prophète, acquièrent pour l'eau une telle précision de sapidité, que c'est pour eux une sensualité que de servir sur leur table l'eau du Tigre, de l'Euphrate, ou de tel ou tel fleuve renommé.

Du reste, l'eau distillée est fade et désagréable au goût, même quand on l'a aérée convenablement.

La saveur de l'eau dépend de son aération, et surtout des matières minérales qu'elle dissout, quelquefois des matières organiques. L'aération contribue évidemment à la sapidité ; l'eau s'affadit par l'ébullition (voy. *Eau distillée*). Les matières minérales donnent à l'eau tantôt une saveur franche et agréable, tantôt une saveur douceâtre, fade, amère ou salée.

Le bicarbonate de chaux, probablement par l'excès de son acide carbonique, et le chlorure de sodium en faible quantité, par sa saveur franche, communiquent à notre boisson la sapidité qui caractérise les bonnes eaux potables. Toutefois, s'ils y existent en trop grande quantité, l'eau déplaît à la langue. Les autres sels, si leur proportion est normale, peuvent aussi contribuer à rendre l'eau agréable à boire.

Le sulfate de chaux et le chlorure de sodium, les sels de magnésie, l'alumine, etc., communiquent en général à l'eau un goût désagréable : le sulfate de chaux, par exemple, ce goût fade et douceâtre des eaux séléniteuses ; le chlorure de sodium, la saveur salée ; les sels de magnésie, l'amertume ; l'alumine dissoute à la faveur d'un excès d'acide carbonique, cette saveur terreuse particulière à certaines eaux de puits [1]. Ce petit goût acidule et piquant, produit par la présence dans les eaux d'un excès d'acide carbonique, est sans danger, comme le prouve l'expérience journalière et continue de certaines populations. Mais nous pensons, d'après les travaux qui viennent d'être présentés à l'Académie de médecine, que la boisson habituelle d'une eau artificiellement surchargée de ce gaz n'est pas hygiénique.

La saveur due aux matières organiques se développe surtout dans l'eau conservée au repos et en particulier l'été. Nous ferons ici les mêmes remarques que pour l'odeur ; seulement, toute eau qui, lorsqu'on la boira, donnera la sensation de moisi, d'*enfermé*, ou celle de l'hydrogène sulfuré ou de l'acide sulfureux, devra être interdite.

En général, toutes ces saveurs se développent après que les dernières portions de liquide ont passé l'isthme du gosier et lorsqu'on reprend haleine.

Je crois qu'il faut rapporter aussi à la saveur de l'eau ce caractère donné par certains auteurs, de ne pas affaiblir l'arôme des infusions de thé, de café, le goût des aliments et la force du vin.

6° *Elle doit être aérée.* — Les éléments de l'air se dissolvent dans les eaux. En général, elles contiennent toutes à la surface des basses plaines 28 à 35 cent. cubes de gaz (Boussingault), 50 cent. cubes (Saussure), formés de 8 à 10 % d'acide carbonique, le reste étant un mélange d'oxygène et d'azote dans la proportion 30 à 33 % d'oxygène pour 70 à 67 % d'azote. Une eau dans ces conditions

[1] Blondeau, Compte-rendu, T. XXX, p. 484.

est dite *légère*. On a remarqué que les eaux les mieux aérées étaient, en général, agréables à boire et pauvres en sels nuisibles (Malagutti, *Elém. chim.*). Une eau légère l'est donc à la fois le plus souvent et pour l'estomac et pour l'aréomètre.

La quantité d'air dissous dans les eaux varie avec la pression atmosphérique, d'après la loi de Dalton (voir *Eaux de montagne*), à 3600 mètres dans les Cordillères ; l'eau n'est plus assez aérée pour permettre aux poissons d'y vivre (Boussingault). Cette quantité varie aussi avec la température ; enfin, comme nous venons de le voir, avec les matières dissoutes.

On a remarqué encore que l'un des nombreux inconvénients des matières organiques, c'est de s'emparer de l'oxygène dissous.

L'acide carbonique contenu dans les eaux lui vient moins de l'air que de cette atmosphère qui entoure les radicules du végétal. MM. Boussingault et Lewy ont démontré (voy. *Eaux de source*) que l'air confiné dans le sol contient jusqu'à 250 fois plus d'acide carbonique que l'air ordinaire. La pluie s'en charge en pénétrant à travers les terres. Aussi les eaux de source sont-elles, de toutes les eaux, les plus chargées de ce gaz ; celles de rivière n'en contiennent presque que la quantité suffisante pour dissoudre la chaux à l'état de bicarbonate. Les eaux de neige, de glaciers et de torrents, sont à la fois pauvres en air et en acide carbonique.

Toute eau qui n'est pas aérée est non-seulement fade à la langue, mais lourde et indigeste, et d'autant plus que sa température est plus rapprochée de celle du corps. Comme le fait remarquer Hallé [1], l'eau froide, par ses propriétés toniques, l'eau chaude, par son activité et sa chaleur même, produisent sur l'économie un effet favorable. L'excitation de

---

[1] Dictionnaire des sciences médicales, art. *Boisson*.

la température peut remplacer, jusqu'à un certain point,
l'excitation de l'oxygène et de l'acide carbonique.

Nous verrons (article *Goître*) que M. Boussingault a
cru devoir faire jouer un rôle plus important encore à
l'oxygène dissous dans les eaux.

En résumé, toute eau, pour être propre à la boisson, doit
être aérée. On pourra, si elle ne l'est pas, l'agiter quelque
temps à l'air ; mais, en général, on devra se défier des eaux
qui ne contiennent pas d'oxygène en dissolution [1].

7° *L'eau doit être le plus possible exempte de matières
organiques.* — MM. Warentrapp, lord Ebrington, Ward,
Magendie, Villermé, Gauthier de Claubry, Von Baunhaûer
et bien d'autres noms illustres qui signèrent, en 1852, les
séances du Congrès général d'hygiène de Bruxelles, avaient
dit de l'eau potable : « Elle doit ne renfermer ni matières
»animales ni matières végétales, et particulièrement aucune
» de ces substances en état de décomposition. »

On s'étonnera, peut-être, que nous osions penser différemment que ces maîtres. J'ai donc ici presque à m'excuser de
ma dissidence à leur opinion. Mais je n'hésite pas à dire que
nulle eau n'est exempte de matières organiques. L'eau des
glaciers contient tout un monde de plantes et d'animaux ;
l'eau des lacs la plus pure, les eaux de pluie et de neige
elles-mêmes, contiennent, comme nous le verrons, une
très-notable quantité de matière organique. S'il en est ainsi
pour les eaux les plus pures, que dirons-nous de celles des

[1] Nous avons vu que M. Malagutti remarque qu'en général une
eau aérée possède une faible densité. Le rapport de cette densité
au poids des sels dissous varie avec leur nature ; la densité ne peut
donc servir à préférer telle ou telle eau. M. Marchand (Bull. de
la Soc. de méd., 1852, p. 307, vol. 17) dit qu'aux époques où la
température est la plus élevée, la densité des eaux est aussi la plus
considérable ; une variation brusque dans cette température en
amène aussi une dans la densité.

fleuves qui coulent sur des terrains meubles, passent à travers les villes, etc.? Toutes ces eaux sont cependant parfaitement potables. C'est à peine si l'on pourrait citer celles de quelques sources comme exemptes de matières organiques, encore en acquièrent-elles par leur exposition à l'air; celles de Narbonne et de Saint-Clément, près Montpellier, qui donnent une eau parfaitement bonne, n'en sont pas dépourvues. Aussi Hallé [1] se borne-t-il à dire : *Les eaux potables ne doivent pas contenir de matières organiques corrompues;* et, en effet, on ne peut rien exiger de plus.

Toutefois, nous n'entendons pas nier qu'une quantité notable, même non altérée, de matière organique dans les eaux, ne constitue une condition très-fâcheuse. Mais quelles sont les limites qu'elles devront ne pas dépasser ? La mesure la plus sage sera de s'abstenir toujours de boire d'une eau dans laquelle la présence de ces matières imprimera une odeur, une saveur, une viscosité appréciable.

La petite quantité de matières organiques tolérable devra être encore diminuée si les eaux doivent être conservées, par exemple, à bord des navires, ou dans les réservoirs des villes, surtout pendant l'été; car il est d'expérience qu'au contact de l'air et avec le temps, ces matières augmentent de quantité par leur reproduction, ou bien se putréfient et donnent à l'eau des qualités détestables.

Il faut ici suivre le conseil de Hallé : « Les eaux, lors » même qu'elles ne contiennent que des quantités inappré- » ciables de matière organique en putréfaction, ne sont jamais » saines, et leur produit nuisible se manifeste à la longue ; » elles augmentent peu à peu la débilitation des forces gas- » triques, la décoloration des tissus rouges, les engorge- » ments des viscères abdominaux, les fièvres intermittentes, » l'asthénie générale [2]. »

[1] Dict. des scienc. méd., art. *Boisson*, T. X.
[2] Hallé, *loc. cit.*

Toutefois, il ne faudrait pas tant se fier ici à l'analyse chimique et à la balance qu'au microscope et aux sens. Ces derniers font juger du degré où en est arrivée la décomposition. Le microscope indique non-seulement la présence de corpuscules que souvent le chimiste laisse passer inaperçus, qu'il volatilise et qu'il détruit, mais encore l'espèce et l'état de ces corpuscules végétaux ou animaux.

Enfin, et c'est ici le meilleur juge de l'innocuité ou du danger des matières organiques, on devra surtout, si on le peut, consulter l'état hygiénique du lieu, les maladies endémiques et l'opinion des habitants qui boivent ces eaux.

Nous donnerons plus de détails dans la partie médicale de notre travail (voir 2e *Partie, Eaux chargées de matières organiques*).

8° *Elles doivent tenir en dissolution une petite quantité de matières salines qui permette toutefois la préparation parfaite des aliments.* — Tel est le dernier caractère que nous avons assigné aux eaux potables. C'est aussi le plus important, et, chose extraordinaire, le plus controversé ; par conséquent, celui qui offre le plus d'intérêt à être discuté et expliqué.

C'était une opinion de tout temps accréditée que les eaux les plus pures sont, par cela même, les meilleures. Ce sentiment populaire s'était probablement fondé sur cette pensée, que, puisque les eaux impures constituent une mauvaise boisson, l'eau doit être d'autant plus favorable à boire qu'elle est moins impure ou *plus pure*. En un mot, c'est la concordance de ces deux mots *eau pure* qui a établi un préjugé au premier abord parfaitement raisonnable.

L'eau théorique, le protoxyde d'hydrogène pur, est un agent chimique et non la boisson de l'homme ; notre boisson, c'est l'eau qui jaillit et qui coule sur notre terre, et celle-ci n'est jamais pure.

En 1838, M. Dupasquier, le premier je pense, osa formuler clairement le principe que nous soutenons. Les physiologistes et les médecins, comme nous l'avons vu, l'appuyèrent de leur assentiment et de leurs expériences; mais les avis n'en restèrent pas moins partagés sur cette question.

Le Congrès général d'hygiène de Bruxelles exprimait ainsi son opinion, en 1852 : « L'eau doit dissoudre *le moins possible de principes minéraux fixes;* les meilleures eaux potables en contiennent un à deux dix-millièmes; on ne peut considérer comme eau bonne à boire celle qui en contient au-delà de cinq dix-millièmes. »

Les matières fixes communiquent à l'eau une saveur désagréable et la rendent dure.

Parmi les matières nuisibles, il faut compter en première ligne le sulfate de chaux, ensuite les azotates de chaux et de magnésie, et les chlorures de ces bases. L'existence d'un dix-millième de carbonate de chaux *n'est pas nuisible.*

Enfin, elle doit être exempte de sels métalliques et de composés ammoniacaux.

La question importante de l'utilité de la minéralisation des eaux potables est donc encore trop dans le vague pour que nous ne la discutions pas avec soin.

Nous la diviserons en deux paragraphes : I. *Une eau, pour être potable, doit contenir une quantité de sels déterminée;* II. *Quels sont les sels nécessaires et constants dans les eaux potables ?*

I. UNE EAU, POUR ÊTRE POTABLE, DOIT CONTENIR UNE QUANTITÉ DE SELS DÉTERMINÉE.

L'eau n'est pas évidemment d'autant plus potable qu'elle est plus pure : nous avons déjà démontré cette proposition dans notre Introduction, quand nous avons fait voir par les observations de Smith et de plusieurs autres, par le sentiment des chimistes, de M. Dupasquier en particulier, approuvé et couronné par l'Académie de médecine, et surtout par les expériences directes de M. Chossat et de M. Boussingault, le rôle alimentaire que jouent les divers sels dissous dans l'eau [1].

D'après ces expériences, l'eau distillée ou très-pure serait donc un réparateur très-imparfait ; ce serait plutôt la partie *théorique* de la boisson que la partie *pratique et alimentaire*.

Mais il y a plus, c'est que l'eau pure est désagréable au goût et à l'estomac. L'eau distillée a besoin, pour être bue, qu'on l'additionne d'une petite quantité de sels et qu'on l'aère par le battage. L'eau très-pure des glaciers paraît, aussi, insipide et peu potable. « Me trouvant », dit Boussingault [2], « sur le pic de Tolima, à une hauteur de 4700 » mètres, nous buvions de cette eau de neige, lorsque nous » bivouaquions un peu plus bas que le glacier ; elle nous » paraissait, ainsi qu'aux guides, assez désagréable, cepen- » dant elle était parfaitement pure. »

Ainsi, non-seulement les eaux les plus pures sont peu hygiéniques, mais elles ne sont pas même agréables ; nous osons ajouter qu'elles sont dangereuses.

Les eaux des montagnes élevées nous représentent les eaux les plus pures, et cependant qui ne connaît les endémies des montagnes ? Plus bas, ces mêmes torrents qui avaient aidé au développement du goître et du crétinisme, perdent leur fatale influence en perdant de leur pureté.

Je ne connais pas d'expérience relative à l'emploi suffisamment prolongé de l'eau distillée sur l'homme. Nous verrons, quand nous parlerons de cette eau, celles qui ont été tentées dans nos bagnes pendant la durée d'un mois, insuffisante, d'après les expériences faites sur les

[1] *Voir* Introduction, art. *L'eau est un aliment plastique.*
[2] Ann. de chimie et de physique, T. XLVIII, p. 60.

animaux. Mais, comme le remarque un spirituel auteur, il faut que cette boisson soit bien impotable, pour que son prix relativement élevé ne l'ait pas fait encore juger digne de la table de nos modernes Lucullus.

L'eau de pluie, qui est la plus pure après l'eau distillée, quoique douce et aérée, est dangereuse à boire. Hippocrate la proscrit comme mauvaise : *elle rend*, dit-il, *la voix rauque.* On sait l'opinion de MM. Malagutti, Dupasquier..... et de l'Académie de médecine, sur les eaux trop pures. Si l'eau de pluie est, dans quelques pays, habituellement bue sans danger, c'est qu'après s'être minéralisée à travers l'air, en tombant sur les toits, en courant sur le sol, elle est ensuite conservée dans une citerne qui lui cède encore des matières salines.

Il ne faut cependant pas exagérer cette pensée, et croire que puisque l'eau est un aliment, elle sera d'autant plus favorable et précieuse qu'elle sera plus riche en éléments minéralisateurs. Quoique le chlorure de sodium, les sels de chaux, de magnésie, se retrouvent dans nos organes, personne, je pense, n'affirmera cependant que les eaux de mer, celles d'Epsom, de Sedlitz, de Saint-Alyre, sont de bonnes *eaux potables.*

Quelle sera donc la quantité des principes minéralisateurs que devra contenir une eau prise en boisson?

Il serait, *à priori*, très-difficile de répondre à cette question. Expérimentalement, on pourrait peut-être la résoudre en partant de la quantité moyenne de sels expulsés ou absorbés chaque jour par l'organisme, et considérant celle qui se trouve dans l'alimentation moyenne.

Cette intéressante recherche n'a pas été faite. Mais heureusement, pour résoudre ce problème, nous avons une autre considération qui sera notre principal point d'appui dans tout ce travail : c'est l'*à posteriori* qui résulte de l'expérience journalière et continue des populations, de leur jugement sur la bonté des eaux qu'elles boivent , et de leur état de santé habituel.

Or, si nous jetons un coup-d'œil sur l'analyse des eaux reconnues bonnes partout et coïncidant avec un état hygiénique satisfaisant des populations qui les boivent, nous voyons que la somme de leurs éléments minéralisateurs ne varie qu'entre les limites de 1 décigramme à 5 décigrammes par litre , soit 1 à 5 dix-millièmes du poids de l'eau, et que pour les meilleures le poids du résidu fixe n'oscille guère qu'entre $0^{gr},1$ et $0^{gr},3$ par litre, dont la moitié environ correspond à du carbonate de chaux ; c'est ce qu'indique le tableau suivant :

	Résid. fixe p. 1 lit. gr.	Carb^te de chaux corresp gr.
Eau du Rhin (Strasbourg). .	0,232	0,135
Eau de Seine (amont de Paris).	0,254	0,165
Eau de la Garonne (Toulouse).	0,137	0,065
Eau du Rhône (Genève). . .	0,182	0,079
Eau du lac de Genève. . . .	0,152	0,072
Eau de la source Neuville (près Lyon).	0,230	0,201

Je pourrais ajouter bien d'autres exemples encore.

Ainsi , il est prouvé par l'analyse des meilleures eaux que *toute eau potable doit contenir de 1 à 5 dix-millièmes de son poids de matières minérales, dont la moitié environ est formée de carbonate calcaire, le reste étant représenté par les sels que l'on retrouve dans l'organisme* [1].

Au-dessous de $0^{gr},1$ par litre, la quantité des principes minéralisateurs paraît être insuffisante, et l'emploi de ces eaux coïncide avec diverses maladies endémiques. Au-dessus de $0^{gr},5$, les eaux deviennent crues, indigestes, et prennent une saveur fade et désagréable.

[1] Cette proposition n'avait jamais été formulée. Elle a résulté pour nous de la comparaison de la presque totalité des analyses d'eaux potables qui ont été publiées en France, et de leur comparaison avec l'état sanitaire de la contrée où coulent ces eaux.

Après le bicarbonate de chaux, le chlorure de sodium est le sel le plus indispensable; il est aussi le plus constant. Après lui viennent les sulfates de soude, de chaux, de magnésie; puis les chlorures de ces dernières bases; enfin, quelques autres composés, en très-petite proportion, mais communs à presque toutes les eaux, tels que des iodures, des fluorures, de la silice, et des traces de substances organiques.

Nous allons donner quelques détails sur chacune de ces matières, dire leur provenance, leur degré de constance, leurs variations, leur influence sur les qualités de l'eau potable, pour pouvoir ensuite passer à leur étude synthétique dans les diverses eaux qui coulent à la surface du globe.

II. ÉTUDE PARTICULIÈRE DES DIVERS SELS NÉCESSAIRES ET CONSTANTS DANS LES EAUX POTABLES.

Comme nous l'avons dit, l'expérience seule faite sur une vaste étendue de pays doit toujours guider nos considérations théoriques. Or, elle prouve que toutes les eaux réputées bonnes ne contiennent pas seulement du carbonate de chaux et du sel marin, mais aussi de petites quantités des autres sels terreux. Nous n'aurions donc garde de diviser, comme le fait M. Dupasquier, dans son excellent ouvrage du reste, les substances salines en *matières utiles et matières nuisibles*, nous ne dirons même pas *inutiles*; leur excès seul peut les rendre nuisibles, et à ce titre on pourrait placer dans cette catégorie les sels mêmes les plus indispensables à une bonne eau, le carbonate de chaux et le chlorure de sodium, quand ils dépassent certaines limites. Nous ne voulons donc pas classer ces composés en *nécessaires ou constants* et *inutiles ou dangereux;* nous nous bornerons à les étudier en les plaçant par ordre de valeur, de constance et de nécessité, et surtout en appréciant pour chacun d'eux les bornes qu'ils ne doivent pas dépasser.

Carbonate de chaux. — Il se trouve dans l'eau à l'état de bicarbonate. M. Maumené pense que l'excès d'acide carbonique et les autres matières solubles concourent aussi à le dissoudre en aiguisant la faculté dissolvante de l'eau pour ce sel [1].

Le carbonate de chaux, si utile au végétal, ne l'est pas moins à l'homme et aux animaux : nous l'avons prouvé dans notre Introduction. Il se transforme en lactate dans l'estomac (Dupasquier, Malagutti) et est ainsi absorbé. Il agit, par son acide carbonique, pour activer l'excitation digestive et contribuer à la saveur de l'eau ; mais il ne doit cependant pas s'y trouver en excès. Toutes celles qui contiennent plus de cinq dix-millièmes de leur poids de carbonate de chaux doivent être rejetées ; elles sont cependant encore propres au savonnage et à la cuisson des aliments. L'eau qui en contient un millième est, en général, chargée d'autres sels calcaires. Elle constitue une boisson non-seulement désagréable, mais même dangereuse (voir IIe *Partie*). Elle devient, par la cuisson, incrustante pour les légumes et est obstruante pour les tuyaux de conduite. Les eaux de Saint-Alyre en Auvergne (1^{gr},63 carbonate de chaux par litre), et celles de San-Felippo en Toscane, sont les types extrêmes de ces eaux impotables.

Il résulte des expériences de M. Dupasquier [2] que de l'eau qui tient en dissolution 1^{gr},29 de carbonate de chaux dissous par un excès d'acide carbonique, prend seulement une teinte lactescente opaline quand on l'additionne d'une solution de savon. Il pense que les grumeaux qui se for-

[1] Compt.-rend., T. XXXI, p. 274.— M. Freisénius a montré que 1 litre d'eau dissout à 100° jusqu'à 0^{gr},113 de ce sel, et M. Péligot (Compt.-rend., T. XL, p. 1121) que 1 litre d'eau, à la température de 15°, en dissout 0^{gr},020.

[2] *Eaux de source et de rivière*, p. 105.

ment souvent avec les eaux peu potables, tiennent surtout aux sels solubles de chaux et de magnésie.

Le même auteur a prouvé aussi l'avantage pour l'industrie tinctoriale de la présence du carbonate de chaux dans les eaux : ce sel avive les principes colorants.

Chlorure de sodium. — Le chlorure de sodium est contenu en faible quantité dans l'atmosphère et dans presque tous les terrains ; les eaux de pluie s'en chargent dans l'air et sur le sol. Aussi cet élément et le précédent sont-ils constants dans les eaux potables.

Son influence hygiénique dans la digestion est un fait d'expérience universelle. Sa présence dans le sang, les muscles, le cerveau......, explique son emploi. Nous ne pensons pas, toutefois, vu les masses relatives que nous en absorbons avec toutes nos matières nutritives, que le rôle de ce sel comme aliment soit d'une grande importance dans les eaux. Son véritable but est de leur donner cette saveur agréable qui nous charme et nous invite à faire bon accueil à un hôte bienfaisant.

Si le chlorure de sodium dépasse la limite de $0^{gr},4$ à $0^{gr},5$, les eaux peuvent devenir saumâtres, puis salées, désagréables au goût, purgatives, enfin nuisibles.

Sels de soude et de potasse en général. — Les autres sels de potasse ou de soude, que l'on ne trouve du reste jamais qu'en très-petite quantité, n'étant à faible dose nullement actifs, et se trouvant dans tous nos aliments, dans toutes nos humeurs et dans tous nos organes, jouent dans les eaux un rôle plutôt utile que nuisible. — Ils peuvent, malgré leur faible quantité, contribuer à la saveur de l'eau ; il faut en excepter toutefois les azotates de ces bases. (Voir plus loin.)

Acide silicique. — **M. H.** Deville a prouvé que cet acide existe en petite quantité dans toutes les eaux potables ; il

l'a trouvé dans les eaux de la Seine, de la Loire, du Rhin,
de la Garonne, du lac Leman. MM. Bobierre et Moride
l'ont noté dans tous les cours d'eau du département de la
Loire-Inférieure, et les autres chimistes dans presque toutes
les eaux. Sa présence dans les divers terrains explique son
origine. Nous devons admettre son utilité à cause même
de sa diffusion, et du besoin qu'en a l'organisme pour la
formation des dents, des os, et même du sang.

Fluor. — Cet élément serait encore assez constant dans
les eaux potables. M. Ch. Mène [1] l'a trouvé dans presque
toutes celles qu'il a analysées : le Rhône, la Saône, la
Loire ; il attribue sa présence à la décomposition des micas.
Il avait été, du reste, avant lui, déjà noté dans quelques
eaux minérales en Allemagne, par M. Rose ; en France dans
celles de Contrexeville et de Plombières, par M. Nicklès.

Iodures et brômures. — Il n'est peut-être pas d'eaux qui
n'en contiennent une petite quantité ; ils proviennent,
en général, de l'atmosphère, qui les tient elle-même de la
mer. C'est surtout M. Chatin, et après lui M. Marchand,
qui en ont démontré la diffusion. Mais l'importance de ces
corps nous a fait réserver pour eux un article spécial. (Voir
II *Partie.*)

Sels de fer. — Le bicarbonate et les crénates de fer
existent aussi, quoique en très-faible quantité, dans presque toutes les eaux potables. Ils proviennent soit du lavage
des terrains par les pluies, soit du rapport des nappes d'eau
souterraines avec les couches qui contiennent les minerais ;
aussi les eaux minérales en sont-elles plus souvent chargées
que les eaux que nous étudions. L'action tonique de ces
sels sur l'économie ne peut-être douteuse ; leur poids ne

[1] Compt.-rend., T. L, p. 731.

dépasse pas ordinairement $0^{gr},001$ par litre [1], mais un petit excès ne nous semblerait pas rendre l'eau impotable.

Le fer est, en général, accompagné du manganèse, du nickel et du cobalt. Si ces métaux n'ont été encore indiqués que dans quelques eaux, c'est que leur rôle peu important et leur faible poids n'ont pas invité aux recherches.

Sulfate de chaux, de magnésie, et chlorures correspondants. — C'est sur ces sels qu'on s'est plu à accumuler une foule d'accusations, quand on n'a su trouver à quoi imputer le mal (voir *IIe Partie*). Leur existence presque constante dans toutes les eaux, et leur innocuité dans les cas ordinaires, devaient cependant les faire absoudre d'avance.

Les travaux si consciencieux de MM. Blondeau, Maumené et bien d'autres, sur les eaux de puits en particulier, ont démontré que ces sels pouvaient exister même en quantité notable, sans paraître causer d'autres dérangements qu'un peu de purgation pour les nouveau-venus, et qu'il fallait surtout attribuer aux matières organiques qui les accompagnent souvent, les accidents d'intoxication (diarrhée, fièvres graves, goître....) qui suivent leur emploi prolongé.

Les eaux doivent être toutefois privées le plus possible de ces matières, qui les rendent à l'extrême lourdes, crues, indigestes, qui leur communiquent un goût amer ou douceâtre, qui s'opposent du reste à l'apprêt des aliments et au savonnage [2], et dont plusieurs, sous l'influence des matières

---

[1] En général, à mesure qu'une eau s'éloigne de son point d'origine, elle devient plus pauvre de tout l'oxyde de fer déposé dans les concrétions. M. Moitessier, par les analyses des concrétions des eaux ferrugineuses de Lamalou, l'a démontré d'une manière frappante. (Analyse des eaux de Lamalou, 1861.)

[2] M. Maumené (Compt.-rend., T. XXXI, p. 274) a fait voir qu'il faut $0^{gr},58$ de sulfate de chaux par litre pour que 10^{c} cubes d'une dissolution contenant 20^{gr} de savon, par litre, produisent un trouble dans les eaux. Le précipité n'est bien grumelé que quand les eaux

organiques les plus innocentes , telles que le bois , les racines des végétaux , se décomposent en dégageant de l'hydrogène sulfuré et désaérant ainsi les eaux.

Sels d'alumine. — C'est surtout l'alumine dissoute par un excès d'acide carbonique, ou à l'état de phosphate d'alumine et d'alun, qu'on a notée dans les eaux. Dans les conditions ordinaires, le faible poids de ces sels leur enlève toute activité; mais dans les eaux de puits en particulier, où leur dose est souvent assez élevée , ils causent de graves inconvénients. Plusieurs communiquent à l'eau un goût terreux détestable (Blondeau, *puits*). Tous les sels d'alumine ont la propriété de décomposer le savon (Maumené).

Azotates. — Presque toutes les eaux potables contiennent des *traces* d'azotates, mais qu'on ne peut déceler que par des réactifs très-sensibles. Au contraire, dans celles où croupissent des matières organiques, dans celles de certains étangs, de marais, mais surtout dans les eaux de puits, on en a trouvé plus de 1 gramme par litre [1]. On conçoit combien peut être dangereuse pour la santé l'absorption journalière d'une eau riche en azotates, quand on sait qu'à d'assez faibles doses ces sels constituent de vrais poisons. Toutefois, l'usage que font les habitants de Besançon d'une très-bonne eau, d'un puits de la Grand'-Rue (voir *Puits*), prouve que la présence de $0^{gr},1$ de ces sels par litre peut être encore tolérée.

---

sont chargées de $0^{gr},70$ de sulfate de chaux , $0^{gr},40$ de chlorure de calcium, ou de $0^{gr},60$ d'azotate de chaux. La présence des autres sels n'influe que très-peu sur ces limites. Il attribue l'action si facilement décomposante de certaines eaux pour le savon à la silice et à l'alumine.

[1] *Voir* à l'article *Eau de puits* l'analyse des puits de Rodez, en particulier celui de la Magdelaine. Celui de la place de Cité contient, d'après M. Blondeau, jusqu'à $1^{gr},566$ d'azotates par litre.

Matières réputées rares. — M. Marchand [1] a noté dans les eaux potables, d'une manière presque constante, le fer, le manganèse, les sels de potasse et de lithine, l'acide phosphorique et l'alumine, l'iode et le brôme ; M. Mène, le fluor. — D'autres matières, telles que le cuivre, l'arsenic, ont été trouvées dans quelques-unes ; enfin, les nouveaux métaux de Bunsen, le rubidium et le cesium, y ont été déjà signalés. Mais la plupart de ces raretés y sont plus curieuses qu'utiles.

Toutes les substances que nous avons jusqu'ici étudiées dans les eaux, sont ou nécessaires ou inertes ; elles ne leur communiquent des propriétés dangereuses que si elles y existent en notable quantité. Les matières suivantes sont au contraire toujours nuisibles, quelle que soit leur dose.

Ammoniaque et carbonate d'ammoniaque. — C'est M. Chevreul qui les a notés le premier dans les eaux de la Seine ; depuis, ils ont été trouvés dans tous les fleuves qui traversent les grandes villes, dans les eaux croupissantes, et dans toutes celles qui reçoivent les eaux ménagères et celles des égouts. Ils sont le résultat de la fermentation de toute matière azotée. Ils constituent la transition de la matière minérale à la matière organique si souvent dangereuse, surtout quand elle est en état de se putréfier.

Composés vénéneux. — L'acide arsénieux, les sels de plomb, de cuivre, etc., ont été aussi trouvés dans les eaux ; mais le plus souvent, quand on a eu à déplorer des accidents, l'origine de ces substances leur était étrangère : nous en parlerons plus loin.

Matières organiques. — Nous avons dit qu'il en existe des traces dans presque toutes les eaux potables, et qu'on doit seulement rechercher les eaux qui en sont le plus exemptes.

[1] Bull. de l'Acad. de méd. de Paris, 1852, T. XVII, p. 307.

Mais ici, il faut juger plutôt de la qualité que de la quantité, par le microscope plutôt que par le réactif, par les sens plutôt que par la balance. — Nous ajoutons d'avance qu'on doit les diviser en deux groupes : les unes (ulmates, crénates, apocrénates....) sont purement organiques et innocentes ; les autres, organisées, végétales ou animales, très-souvent en état de putréfaction et éminemment dangereuses. Mais comme leur étude se rattache spécialement aux questions médicales, nous l'avons traitée à part dans la deuxième partie ; et, après avoir seulement posé ici ces quelques préliminaires, nous renvoyons à l'article *Matières organiques dans les eaux*.

Tels sont les divers éléments qui existent dans les eaux potables. Nous avons vu leur origine, leur influence générale sur les qualités du liquide, et noté surtout les limites qu'ils doivent ne pas dépasser. Nous pouvons maintenant aborder leur étude synthétique dans chacune des eaux de diverses origines.

CHAPITRE DEUXIÈME.

DES DIFFÉRENTES EAUX POTABLES.

———

CLASSIFICATION DES EAUX PROPRES A ÊTRE BUES.

Le bon sens populaire, qui devance souvent la science, avait depuis long-temps reconnu que certaines eaux étaient fades au goût et lourdes à l'estomac ; que d'autres étaient, au contraire, agréables à boire et faciles à digérer. On donna aux premières le nom de *lourdes* ou *crues,* aux secondes celui de *légères* et de *vives.* Plus tard, l'analyse chimique démontra que les eaux légères étaient à la fois aérées, riches en acide carbonique et convenablement minéralisées ; en un mot, qu'elles étaient le vrai type des eaux *potables.*

Les eaux que l'on trouve à la surface du sol proviennent de diverses origines : les unes courent et se renouvellent, les autres stagnent et se décomposent peu à peu. Parmi celles-ci nous citerons les eaux de puits, de marais ; parmi les autres, les eaux de pluie, de source et de fleuve.

Or, ces dernières sont, en général, légères, favorables et estimées.

Les eaux qui ne peuvent se renouveler sont, au contraire, souvent lourdes et peu agréables.

Nous classerons donc les eaux potables en :

1° *Eaux courantes*
et 2° *Eaux stagnantes.*

Nous conservons ainsi la division populaire et instinctive faite des eaux à toutes les époques ; mais, mise sous cette forme, elle a l'avantage d'indiquer déjà *à priori*, dans le plus grand nombre des cas, la valeur des eaux que l'on aura à examiner, par leur manière d'être à la surface du sol.

Nous rappellerons cependant que cette appréciation ne doit avoir rien d'absolu ; que, par exemple, l'eau des pluies d'orage, chargée de matière organique, d'acide azotique et de germes divers, ne ressemble pas à l'eau de pluie ordinaire ; que, malgré l'opinion générale, l'eau de certains puits est délicieuse, et celle de certaines sources saumâtre et lourde ; et qu'il est impossible de dire, comme Celse, d'une manière absolue : « *Aqua levissima pluvialis est,* » *deinde fontana, tum ex flumine, tum ex puteo, post hoc* » *ex nive aut glacie, gravior his ex lacu, gravissima ex* » *palude.* »

Nous allons voir, au contraire, de combien de conditions il faut tenir compte, et combien, pour arriver à la vérité, on a à faire d'emprunts à la saine raison, à la science et à l'expérience journalière.

SECTION PREMIÈRE.

DES EAUX COURANTES.

Les eaux courantes comprennent :

1º Les *eaux de pluie*, qui peuvent être recueillies au moment de leur chute ; mais qui, plus souvent, conservées dans des excavations souterraines, constituent les *eaux de citerne,* qui servent exclusivement dans plusieurs pays à la boisson de l'homme ;

2º Les *eaux distillées* et les eaux de glace fondue, dont s'alimentent les marins dans les voyages au long cours et les habitants des pays froids ;

3º Les *eaux de source ;*

4º Comme corollaire, les *eaux des puits artésiens,* qui ne sont que des eaux de source auxquelles on a donné une issue artificielle.

Les eaux de source sont l'origine naturelle des

5° *Eaux de rivière et de fleuve*, principale boisson des grandes agglomérations d'hommes.

Enfin, 6° les *eaux de canal, de fossés et de drains,* dont les précédentes, les eaux de pluie et de fleuve, celles des infiltrations du sol, sont l'origine.

Après avoir suivi ce cercle complet qui prend ces eaux et les ramène au réservoir commun, la mer, nous ferons un article spécial

7° Des *eaux de montagne* qui résultent de la fonte des neiges et des glaciers, et qui, en se transformant en *ruis-seaux* et *torrents,* vont former au fond des vallées les eaux des *lacs.*

L'étude de ces dernières eaux nous conduira naturellement à celle des *eaux stagnantes.*

ARTICLE PREMIER.

Des eaux de pluie.

De la vaste surface de la mer et du sol s'élèvent conti-nuellement des vapeurs, qui, emportées par les vents et dissoutes par l'atmosphère, montent vers les régions supé-rieures, s'y refroidissent, s'y condensent, et retombent en pluie sur la terre.

Ce sont ces eaux qui, en s'infiltrant dans le sol, devien-nent l'origine des sources et des fleuves. Recueillies dans des citernes, elles constituent la boisson presque exclusive de certains pays : Venise, Cadix, Cette, par exemple. Elles méritent donc qu'on en fasse une étude sérieuse.

Il est remarquable que presque tous les anciens auteurs soient d'accord pour faire la louange de la pureté et de la légèreté de l'eau de pluie, mais pour en proscrire en même

temps l'usage. Hippocrate[1] nous dit que «les eaux de pluie
» sont les plus légères, les plus douces, les plus ténues, les plus
» limpides, car le soleil attire d'abord et enlève aux eaux ce
» qu'elles ont de plus léger : cela est prouvé par la formation
» du sel. » Puis il ajoute : « De toutes les eaux, celles qui
» se corrompent le plus vite sont les eaux de pluie; de toutes
» elles sont le plus mélangées, et ce mélange en a accéléré
» la corruption.»

Fréd. Hoffmann et l'anglais Smith donnent aussi ces
eaux comme les meilleures et celles de plus facile digestion;
mais ils reconnaissent qu'il faut préférer l'eau du mois de
mars, parce que, disent-ils, en passant à travers l'atmosphère, elle se charge alors bien moins des exhalaisons qui
s'y rencontrent au contraire en été et en automne. L'avis de
Zimmermann[2], c'est « que l'eau de pluie paraîtrait pré-
»férable à cause de sa légèreté, mais qu'elle pourrit promp-
» tement à cause des œufs d'insecte dont l'air est toujours
» rempli : voilà pourquoi on ne s'en sert pas sur les vaisseaux.
» Elle devient encore plus mauvaise quand on la garde dans
» des citernes. »

Son génie devinait, un siècle à l'avance, la présence dans
l'air de ces corpuscules organisés, et la cause principale de
l'altération des eaux, que les travaux de MM. Pasteur,
Coste, Bouchut,...... viennent à peine, de nos jours, de
mettre en évidence.

On sait donc depuis long-temps que ces eaux subissent,
surtout si elles tombent après une grande sécheresse, et
dans les pays chauds, une corruption, une sorte de fermentation qui peut en rendre l'usage dangereux. On avait
remarqué qu'elles étaient excellentes pour faire lever la pâte
pannaire, et que leur usage rend souvent les digestions
pénibles, et donne lieu à des coliques et à des dysenteries.

[1] *De l'air, des eaux, des lieux;* trad. Littré.
[2] Traité de l'expérience, art. *Boisson.*

Voilà où en était la science quand les travaux modernes sont venus l'éclairer.

Quantité d'eaux pluviales. — Les eaux de pluie suffiraient en France pour couvrir le sol d'une couche de $0^m,76$ si elles n'étaient absorbées, ou si elles ne s'écoulaient à l'état *d'eaux sauvages* dans le sein des fleuves. Les pluies sont d'autant plus abondantes, qu'on se rapproche davantage de l'équateur et des hautes montagnes. Dans notre pays, le minimum a lieu à Marseille ($0^m,50$), et le maximum à Nantes ($1^m,05$ par an.)

La quantité de pluie varie avec les diverses saisons : sur 100 parties, 22 tombent en hiver, 24 au printemps et en été, 50 en automne. M. Grimaud, *de Caux,* a démontré (*voir* plus loin) que l'eau pluviale qui est reçue chaque année sur les toits d'une habitation suffirait pour en alimenter les habitants.

Matériaux gazeux. — Les gaz dissous dans l'eau de pluie sont : 1° les gaz atmosphériques; 2° ceux qui proviennent de nos foyers et de nos industries; 5° ceux qui sont produits par les matières organisées qui vivent ou se putréfient à la surface du sol.

A la température de 10° et sous la pression de $0^m,760$, les eaux de pluie contiennent environ la vingt-cinquième partie de leur volume d'un mélange d'air formé dans le rapport de 60 $^o/_o$ d'azote et 40 °/₀ d'oxygène. Si la température s'élève ou si la pression diminue, elles dissolvent de moins en moins de gaz, d'après la loi de Dalton (Boussingault, Bunsen) : ainsi, au niveau de la mer, l'eau de pluie contenant 55 cent. du mélange précédent, elle ne donnait plus à Santa-Fé-de-Bogota, à 2640 mètres de hauteur, que 14 cent. cub., et au torrent de Basa, à 5000 mètres d'élévation, que 11 cent. cub. des mêmes gaz par litre [1].

[1] Annales de chim. et phys., T. XLVIII, p. 1831.

La quantité d'acide carbonique varie aussi avec les pressions, mais sans suivre la loi de Dalton. Elle augmente notablement dans l'eau de pluie des villes, en même temps que la somme des divers gaz qui sortent de nos foyers et de nos usines et qui séjournent dans leur atmosphère.

Il résulte des expériences de M. Péligot [1], qu'à Paris, 1 litre d'eau de pluie tient en dissolution 23 centimètres cubes de gaz, dont $2^{cc},4$ d'acide carbonique; le reste est un mélange d'oxygène et d'azote, dans la proportion de 32 oxygène et 68 azote. Cette faible quantité d'acide carbonique est celle qu'indique la loi de Dalton et Henri, en raison du coefficient de solubilité et des $4/10000$ de ce gaz contenus dans l'air.

Matières fixes. — On avait depuis long-temps remarqué que l'eau de pluie, et surtout celle de la rosée, ont, à l'approche des mers, un goût salé. Bergmann, en y découvrant le premier l'acide nitrique et le chlorure de calcium [2], Brandes, Berzélius, Liébig, différents sels et l'ammoniaque, attaquèrent la pureté jusque-là admise de l'eau de pluie. C'est à M. Barral que revient l'honneur d'avoir fait de ces matériaux les premiers dosages exacts en 1851.

Voici les résultats principaux de ces recherches [3] :

Matières déterminées dans les eaux de pluie tombées sur la terrasse de l'Observatoire de Paris (de juillet à décembre 1851).

(*Par mètre cube moyen.*)

Azote...........................	6,397
Ammoniaque.....................	3,334
Acide azotique..................	14,069
Chlore..........................	2,801
Chaux..........................	6,220
Magnésie.......................	2,100

[1] Compt. rend. Acad. sciences, T. XLIV, p. 193.

[2] Opusc., T. XXXI, p. 87.

[3] Compt.-rend. de l'Académie des sciences, T. XXXIV, p. 83, T. XXXIV, p. 829, et T. XXXV, p. 427.

Quand on descend dans la cour de l'Observatoire , l'ammoniaque arrive à 21^{gr},8 et l'acide azotique décroît jusqu'à 2^{gr},769.

Ces quantités varient suivant les époques. Ainsi, de juillet 1851 à juillet 1852 , M. Barral a noté :

(*Par mètre cube d'eau de pluie.*)

Acide azotique.		Ammoniaque.	
	gr.		gr.
Sept. 1851 (maxim.)......	36,330	Août 1851..............	4,420
Oct. 1851...............	5,820	Oct. 1851 (minim.)......	1,080
Févr. 1852.............	11,774	Déc. 1851..............	6,850
Juin 1852 (minim.)......	1,837	Févr. 1852 (maxim.)......	9,646
		Mai 1852..............	1,135

Le chlore et la chaux ont aussi des maximum et des minimum à des époques à peu près correspondantes [1].

L'ammoniaque et l'acide azotique varient aussi avec les contrées et les lieux. M. Bineau[2] a trouvé 28 à 31 millionnièmes d'ammoniaque dans les eaux de pluie de Lyon , tandis qu'elle n'est à Paris que de 2 à 3 millionnièmes, d'après M. Barral. En revanche, il n'y constate pas d'acide nitrique.

A mesure qu'on s'éloigne des villes , les quantités d'ammoniaque diminuent, comme l'ont démontré M. Bineau et M. Boussingault. Ce savant, en comparant[3] les eaux tombées à Paris, dans les champs, et dans la vallée de Leibfrauenberg , a dosé dans un litre d'eau de pluie tombée à Paris, 5 milligr. 08 d'ammoniaque, et seulement 0 milligr. 54 pour celle de la vallée. Aussi «Paris, dit-il ,

[1] D'après M. Isid. Pierre, un hectare de terre, dans les environs de Caen, reçoit annuellement par les pluies 59 kilog. de chlorures, dont 44 de sel marin (constaté pour la première fois par Dalton dans les pluies de Manchester), 23 kilog. de sulfates et 26 kilog. de chaux.

[2] Compt.-rend. Acad. sciences, T. XXXIV, p. 357.

[3] Compt.-rend. Acad. sciences , T. XXXVII , pag. 207 , et T. XXXVIII, p. 249.

» sous le rapport des émanations, peut être comparé à un
» amas de fumier d'une étendue considérable [1]. »

Les quantités d'acide azotique suivent les mêmes relations,
mais elles s'accroissent surtout dans les pays chauds et pendant les saisons des orages (Barral). Quant aux variations
des sels fixes de soude, de chaux, etc., qui se retrouvent
dans les eaux de pluie, M. Meyrac a démontré que celles-ci
se chargent d'autant plus de chlorure de sodium, que le
vent souffle mieux de la mer, et que l'on se rapproche
davantage du littoral. M. Chatin [2] a fait voir qu'à Paris
même, la quantité de ce sel augmente dans les pluies par les
vents de mer; il a déterminé en même temps des quantités
notables de sulfates dans ces eaux.

M. Filhol [3] a trouvé, à Toulouse, 3 grammes d'azotate
de soude par mètre cube d'eau de pluie.

M. Barral y a démontré et déterminé les phosphates.
L'iode a aussi été trouvé dans les eaux de pluie, mais je ne
saurais dire à qui on doit en rapporter la découverte.
M. Meyrac l'avait noté à Dax; M. Chatin le trouva plus
tard et le dosa dans des eaux de pluie très-diverses.

Pour ce qui est des matières organiques, on avait dès
long-temps reconnu que, dans les villes surtout, ces eaux
prenaient souvent une odeur de pourri; et nous savons qu'on
y avait déterminé l'ammoniaque et supposé les germes
aériens.

Le microscope, en complétant les études chimiques,
guidé surtout par les récents travaux de MM. Pasteur,
Joly, Pouchet, ... sur les corpuscules organisés qui vivent

[1] M. le comte de Gasparin avait dit dans son *Traité d'agriculture :*
« Il ne faut pas méconnaître que l'atmosphère des grandes villes
» paraît avoir un effet fertilisant sur les terres qui sont soumises
» à son influence. »
[2] Compt.-rend. Acad. sciences, T. XXXIV, p. 409.
[3] Compt.-rend. Acad. sciences, T. XLI, p. 838.

dans l'atmosphère, a reconnu, de nos jours seulement, que la plupart des matières organiques retrouvées dans les eaux de pluie y étaient apportées par ces petits êtres que les eaux du ciel balaient dans notre atmosphère, et dont elles semblent destinées à les purifier. Ce sont là les matières les plus intéressantes pour le médecin, mais encore les moins étudiées.

Nous savons, par les recherches toutes récentes du premier de ces savants surtout [1], qu'à part ses éléments propres, l'air contient des germes nombreux végétaux ou animaux d'une ténuité extrême. Ainsi, parmi les végétaux, des torulacées ($0^{mm},0015$ et $0^{mm},007$ de diamètre), des mucorées, des mucédinées; parmi les animaux, des bacteriums ($0^{mm},0006$ de diamètre), des monades, des vibrions de très-petite espèce, etc. M. Pouchet, en étudiant les fines poussières qu'emporte l'air [2], y a rencontré des spores de divers cryptogames, des œufs de microzoaires et des granules d'amidon. MM. Chatin, Joly, Pouchet, par l'examen des brouillards et de la neige, sont encore venus ajouter de nouvelles richesses à ces collections d'une flore et d'une faune aériennes, jusqu'à nos jours inconnues, si intéressantes cependant, et qui deviendront bientôt peut-être le point de départ d'études nouvelles sur l'apparition et les causes des grandes épidémies.

Quant aux autres composés non organisés, ils proviennent des émanations diverses qui sortent du cloaque de nos villes, et de tous les lieux où la vie rejette continuellement de sa machine les résidus inutiles. Toutes ces matières sont emportées, dissoutes ou tenues en suspension dans les eaux de pluie.

On voit donc que ces eaux, autrefois réputées si pures et si simples de composition, représentent un tout complexe,

[1] Annales de chim. et de physique, janvier 1862.
[2] Pouchet, Traité de la génération spontanée, p. 432.

très-variable avec les saisons, les lieux, l'état météorologique de l'atmosphère; qu'elles deviennent le réceptacle et le terrain au milieu duquel vivent, meurent et se putréfient tous ces petits êtres organisés qui vivent au milieu de l'air que nous respirons, et le dissolvant des gaz et des matières salines qu'on y rencontre aussi en faible quantité. Mais si on remarque que ces sels ne s'y trouvent que pour des millionnièmes, et qu'ils ne contiennent pas de carbonate de chaux, deux conditions que nous avons dit être défavorables dans les eaux potables; que, d'un autre côté, on a retrouvé dans ces eaux de très-notables proportions de matière organique; que parmi ces matières s'en trouvent d'organisées et de vivantes, végétales ou animales, dont plusieurs, peut-être d'une nature très-active, peuvent par la boisson s'introduire dans l'intimité de l'organisme et s'y transformer en agents morbifiques; si l'on remarque surtout que tous ces petits êtres vont, si on conserve ces eaux, s'y reproduire, s'y accroître ou s'y putréfier..... ne vous semblera-t-il pas qu'il faut considérer ces eaux comme peu potables, ou tout au moins retrancher beaucoup de la prétention de ceux qui donnent l'eau de pluie comme la boisson la plus légère et la plus favorable à la santé?

Eaux de citerne.

Les eaux de pluie sont, en général, conservées dans des réservoirs souterrains, et constituent alors les eaux de citerne.

La citerne est le plus souvent placée dans le lieu de l'habitation où peuvent facilement se rendre les eaux pluviales, creusée dans le sol, et intérieurement revêtue de substances capables de retenir les eaux sans les altérer. Certaines villes boivent exclusivement de ces eaux: Venise, Cadix, Cette, Neubourg, une grande partie de Constantinople. Cette dernière offre les plus magnifiques citernes du monde: l'une d'elles, recouverte d'une voûte soutenue par 424 colonnes, peut tenir 1288000 mètres cubes d'eau. Mais les citernes les mieux construites sont celles de Venise, dont nous donnerons plus tard la description [1].

Les eaux conservées en citerne ne sont plus tout-à-fait des eaux de pluie. Celles-ci se chargent sur les toits, sur le sol, aux dépens des parois du réservoir, de matières minérales qui les rendent préférables ou moins bonnes selon la construction et la disposition de la citerne. Si le réservoir est ouvert, exposé à l'air, à la lumière, à l'action directe de la chaleur, les êtres organisés apportés à l'état de germe par les eaux de pluie s'y développent et y pullulent à l'aise, puis meurent et se putréfient. L'eau finit alors par prendre en masse l'odeur de marée, et à devenir plus impotable que l'eau de pluie.

Mais, dans une citerne bien construite, enfoncée sous le sol et toujours couverte, les eaux se conservent parfaitement et prennent le caractère des meilleures eaux potables. Enrichies en sels, elles ont le temps de laisser dégager les matières miasmatiques enlevées à l'atmosphère ; bien plus, M. Marchand [2] a prouvé qu'à l'abri du renouvellement fréquent de l'air, de l'action de la chaleur, et surtout de la lumière, les eaux, même très-chargées de végétaux et d'animaux microscopiques, se clarifient et se purifient au bout de très-peu de temps par la mort et le dépôt de tous ces petits êtres, dont les dépouilles tombent au fond du réservoir et s'y conservent sans altération dans ces conditions de fraîcheur et d'obscurité. Les eaux de citerne acquièrent alors toutes les qualités des meilleures eaux.

On voit combien est intéressante la constatation faite par M. Grimaud, *de Caux*, que la quantité d'eau qui tombe sur les toits d'une habitation est toujours suffisante pour en

[1] Voir *Conservation des eaux*.
[2] Compt.-rend. Acad. sciences, T. XXXVII, p. 709.

alimenter les habitants, et combien il serait plus convenable de substituer à l'eau des puits, dans les villes qui
manquent d'eaux potables, l'eau de citernes bien construites.

Ces eaux peuvent aussi avoir une autre application. Ne
serait-il pas sage d'en user exclusivement dans les pays où
le goître est endémique? Il nous semble qu'on pourrait
ainsi éviter l'influence des eaux de la localité; M. Boussingault [1] cite, en effet, l'exemple de toute la famille d'un
ecclésiastique de ses amis fixée au milieu des Cordillères,
dans un pays de goîtreux, et dont tous les membres ont été
préservés de cette affection tant qu'on y a fait usage des
eaux de citerne [2].

Nous pensons que l'eau pluviale, ainsi conservée, est une
des meilleures que l'on puisse boire, et qu'elle peut rendre
dans certains cas d'éminents services.

ARTICLE DEUXIÈME.

Eau distillée. — Eau de mer dessalée.

L'histoire de l'eau distillée vient naturellement se placer
après celle des eaux de pluie: c'est, si l'on veut bien, une
eau de pluie artificielle.

L'eau distillée qu'il est le plus souvent donné de boire,
est l'eau de mer rendue potable par la séparation de ses sels.
On tend de plus en plus à substituer, pour la boisson des
marins, l'eau de mer distillée à l'eau ordinaire; tous les
vaisseaux de l'État et tous ceux qui voyagent au long

[1] Annales de chimie et de physique, T. XLVIII.
[2] Dans toute la Bretagne, et à Vannes en particulier, on fait
usage d'eau de citerne. Les médecins ont remarqué que l'affection
calculeuse est inconnue dans le pays. Dans les Landes, où l'on
attribue la pellagre à l'influence des eaux qui croupissent sur un
sous-sol imperméable, on a remarqué que les familles qui boivent
l'eau de pluie ont été toujours affranchies de cette affection.

cours, sont munis d'un alambic à cette destination. On a proposé aussi de se servir de la distillation pour obtenir une bonne eau potable, quand on soupçonne les eaux d'un pays de produire à certains moments de l'année des maladies endémiques, ou lorsqu'il est démontré que les eaux ont été altérées par des matières toxiques (voir *Eaux de rivière et de fleuve*).

Ce n'est pas d'aujourd'hui qu'on a songé à retirer de l'eau potable de l'eau de la mer. Pline dit qu'on plaçait autour des galères des éponges et de la laine qui s'imbibaient dans la nuit de la vapeur des eaux, et qu'on exprimait ensuite pour en retirer de l'eau douce. « Les premiers navigateurs des îles » de l'Archipel », dit Chaptal [1], « remplissaient leurs marmites » d'eau salée et en recevaient la vapeur dans des éponges » placées au-dessus. » Mais ce n'est qu'à la fin du dernier siècle qu'on songea à distiller régulièrement l'eau de mer pour se procurer de l'eau douce à bord [2]. En 1827, des expériences furent faites à Toulon, Brest, Rochefort, sur l'emploi de l'eau de mer distillée ; M. Kéraudren en rend compte dans le *Moniteur* du 17 décembre de l'année. Il en résulte que les forçats qui n'ont bu pendant un mois que de l'eau distillée n'en ont été nullement incommodés, et qu'ils auraient même pu en continuer encore l'usage. Mais nous savons par les expériences de M. Chossat (voir *Introduction*) que la pauvreté de l'alimentation en carbonate de chaux ne paraît influencer l'organisme qu'au bout de deux ou trois mois. Du reste, M. Kéraudren se garde, dans son rapport, de conseiller absolument et pour toujours sur les navires l'usage de l'eau de mer distillée. A la suite de ses expériences, une ordonnance royale prescrivit qu'un appareil distillatoire serait établi sur les vaisseaux « *pour les voyages au long cours, comme une ressource assurée contre la disette d'eau.* »

[1] Élém. de chimie, 2e édit., **T. I**, p. 142.
[2] Voir Ire *Partie*, *ch*. 3e, Purification de l'eau par la distillation.

Nous ne pouvons donc penser, comme M. Coulier, que l'eau de mer ou l'eau douce distillée puisse être bue sans danger, même quand elle n'a pas été aérée par le battage à l'air, et nous préférons l'avis de M. Kéraudren [1], à savoir que « l'eau distillée est impropre à remplacer l'eau ordinaire » pour l'usage habituel de l'homme. »

L'eau de mer destinée à la distillation doit être prise aussi bas que possible et loin des côtes. Sa saveur et son odeur nauséeuses disparaissent, d'après Sparmann, à une certaine profondeur ; elles sont dues à la présence des végétaux et des animaux qui la peuplent, et à cette matière organisée que Bory-Saint-Vincent avait signalée depuis long-temps sous le nom de *mucosité de la mer*. Cette saveur se conserve dans l'eau distillée et la rend plus désagréable encore. M. Monnier [2] a fait voir qu'on pouvait toujours signaler la présence des composés organiques dans une eau provenant de la distillation d'un liquide sali par ces matières.

Les substances volatiles ne sont pas les seules, du reste, qui passent dans l'eau distillée. M. Barral y a démontré, par exemple, l'existence du chlorure de sodium. Et il n'est pas douteux que des traces d'autres sels, légèrement volatilisables comme lui, soient entraînées en même temps [3].

L'eau de mer purifiée par l'alambic contient donc non-seulement une petite quantité de matières organiques, mais encore une très-faible proportion des sels marins volatilisés. Son goût nauséeux et sa pureté presque absolue en font une boisson désagréable au goût, dont l'usage exclusif continué long-temps ne serait pas sans danger.

Pour la rendre potable, on devra d'abord l'aérer par le battage, et suivre ensuite le conseil de MM. Fontan et

[1] Annales d'hygiène et de médecine légale.
[2] Compt.-rend. Acad. des sciences, T. L, p. 1084.
[3] Cadet a trouvé quatre dix-millièmes de chaux dans l'eau qui a été distillée sur la chaux vive. (Journ. des scienc. méd., T. X.)

Louyet, de Bruxelles, qui veulent qu'on l'additionne de 2 à 3 dix-millièmes de bicarbonate de chaux. Nous pensons aussi qu'il serait utile de ne pas oublier les autres sels constitutifs des bonnes eaux. On ajouterait, pour cela, 1 litre d'eau de mer ordinaire à 1000 litres d'eau distillée; on aurait ainsi une eau qui contiendrait environ, pour 1000 grammes, la quantité normale de $0^{gr},03$ de sel marin et une dose proportionnelle des autres éléments minéralisateurs.

Toutes ces explications me semblent nécessaires, à une époque où les progrès de l'art des machines et des appareils à distillation sont devenus si positifs et si pratiques, qu'on peut avec économie, et qu'on tend à substituer absolument, pour toute une classe d'hommes nombreuse et intéressante, l'eau de mer distillée, à la boisson de l'eau douce ordinaire, embarquée à grands frais, encombrante dans les navires, difficile à conserver, et qu'il est, du reste, souvent long et dispendieux, quelquefois impossible ou dangereux de se procurer dans les pays où l'on prend terre.

J'ajouterai quelques mots encore à propos de la boisson des marins. Dans les mers polaires, les navigateurs s'abreuvent le plus souvent de l'eau fondue des glaçons qu'ils recueillent. L'eau de mer glacée est à peu près pure. Le capitaine Parry et son équipage en ont bu pendant plusieurs mois : on ramassait les glaçons les plus homogènes, on les mettait à égoutter sur le pont du navire, puis on les introduisait dans une tonne où l'on versait de l'eau chaude; on avait ainsi bientôt de l'eau potable. M. Rejou [1] dit qu'à part un peu de chlorure de sodium qu'elle contient toujours, cette eau dissout encore un peu de chlorure de calcium et de nitrate de chaux.

Nous ferons, pour cette boisson, les mêmes observations que pour l'eau distillée, et nous la corrigerions de la même manière.

[1] Thèse de Montpellier, 1825, p. 16.

Je terminerai par une remarque que je livre au jugement des hommes spéciaux. N'y aurait-il pas avantage, sur nos vaisseaux, à retirer l'eau potable de l'eau de la mer par la congélation plutôt que par la distillation? L'appareil à ammoniaque liquide de M. Carré, qui fonctionne avec tant d'économie, moins encombrant et d'un prix moindre que celui d'un appareil distillatoire, ne donnerait-il pas en moins de temps et avec moins de frais de l'eau douce de meilleur goût et propre à la boisson de nos marins?

ARTICLE TROISIÈME.

Des eaux de source.

L'énorme masse d'eau de pluie qui tombe chaque année sur le sol, se divise d'après la configuration des terrains, leur composition géologique, leur aridité ou leur richesse en végétaux. Une partie revient dans l'atmosphère sous forme de vapeurs; une autre est directement absorbée par les plantes; une autre roule à la surface de la terre en ruisseaux et en torrents; une dernière pénètre les terrains[1] et les suit de couche en couche: entraînée par son poids, elle va former vers les parties déclives les grands amas d'eaux souterraines, qui, s'infiltrant à travers les fissures des stratifications inférieures, viennent ainsi reparaître à l'état de source à la surface du sol[2].

[1] On ne sait pas encore exactement dans quels rapports se fait ce partage. La quantité d'eau qui tombe dans le bassin de la Seine est à celle qui s'écoule par le lit du fleuve, comme 3 : 1; c'est-à-dire que les deux tiers des eaux de pluie disparaissent en vapeurs, s'imbibent dans le sol, ou sont absorbés par les plantes.

[2] On sait les hypothèses des anciens sur l'origine des sources. Aristote, Sénèque et même Descartes s'en faisaient d'assez curieuses théories. Voici ce que pensait ce dernier philosophe : « Les » eaux pénètrent par des conduits souterrains jusqu'au-dessous

C'est, en général, des formations primaires, secondaires et de transition que sortent le plus grand nombre de sources d'eaux potables; les grandes chaînes, au contraire, sont surtout riches en eaux thermo-minérales : telles sont en France les Pyrénées, les Alpes et les montagnes de l'Auvergne.

Les terrains stratifiés, et en particulier les terrains secondaires, par la disposition de leur coupe, qui se présente le plus souvent de champ sur le flanc des coteaux en général boisés ou couverts de végétation, sont les mieux disposés pour retenir les eaux pluviales et les laisser filtrer à travers leurs lits de stratification, souvent placés presque verticalement. Aussi les eaux courent-elles entre leurs diverses couches plutôt qu'elles n'y filtrent, et, après avoir suivi, comme l'a démontré M. Belgrand, la courbure de la configuration des vallées, elles reparaissent sur le sol à l'état d'eaux peu chargées de sels et le plus souvent potables[1].

Le problème de la valeur relative des diverses eaux de source se complique de plusieurs éléments : la composition de l'eau des pluies différente sur les montagnes et dans les plaines, les terrains que les eaux traversent, le temps qu'elles restent en contact avec eux, la profondeur à laquelle elles pénètrent, etc. Mais, en se fondant sur certaines considé-

---

» des montagnes, d'où, la chaleur qui est dans la terre les élevant » comme en vapeurs vers leurs sommets, elles y vont remplir les » sources des fontaines et des rivières. »

Il y avait cependant long-temps qu'en France, Bernard de Palissy en avait donné la vraie théorie. Après y avoir, dit-il, mûrement pensé, j'ai conclu que les sources *ne procédaient et n'étaient engendrées que de l'écoulement souterrain des pluies* (Édit. de Faujas, p. 273.)

[1] Les pluies peuvent traverser quelquefois en très-peu de temps les terrains stratifiés et en particulier le calcaire crayeux : ainsi, les mineurs de Cornouailles ont remarqué que, dans les mines placées au milieu de certaines couches calcaires, l'eau augmente dans les galeries les plus profondes peu d'heures après qu'il a commencé de pleuvoir à la surface de la terre. (Arago, Mém. scientif, Ann. du Bureau des longitudes, 1834, p. 190.)

rations , il est le plus souvent possible de juger d'avance de la bonne ou de la mauvaise qualité des eaux de source que l'on examine : c'est ce que nous allons développer.

En général , les notions élémentaires de géologie , la connaissance minéralogique des roches, et l'état de culture de la contrée où surgissent les sources, permettront d'apprécier la nature des eaux et, jusqu'à un certain point, leur composition.

Les sources froides des montagnes élevées, celles surtout qui surgissent à de grandes hauteurs de terrains granitoïdes, porphyriques ou purement quartzeux, provenant de pluies qui ont filtré à travers des roches très-pauvres en sels solubles , sont d'une pureté *excessive*. Elles pourront tenir en dissolution une petite quantité de silicates, dissous à la faveur de l'acide carbonique (Ebelmen), de l'acide silicique, des traces de chlorures, des sulfates de potasse et de soude et un peu de carbonate de chaux. Elles seront en général peu aérées, vu la diminution de la pression atmosphérique, enfin d'une température glaciale.

Voici deux exemples de ces eaux :

Eau du châlet du Compas, près d'Allevard, vallée de l'Isère (NIEPCE.)

gr.
Carbonate de chaux.. 0,012
Chlorure de calcium.. 0,007
Silice............. traces
0,019 p. lit.

Cette source jaillit du milieu des rochers de prologine, au pied du pic du Grand-Charnier.

Eau de la source des Pannots, près d'Avallon (Yonne). (VAUQUELIN ET BOUCHARDAT.)

gr.
Carbonate de chaux et carbonate de potasse. 0,032
Chlorure de calcium et chlorure de sodium.. 0,013
Silice............. 0,021
0,066 p. lit.

Cette source sort d'une roche granitique. L'eau en est excellente. C'est celle que la reine Blanche faisait tous les jours servir sur sa table.

La trop grande pureté de ces eaux fait précisément leur écueil. Si elles surgissent au sein de populations riches, saines, qui retrouvent dans une alimentation variée et suffisante les sels qui font défaut dans leur boisson, leur usage pourra être sans danger. Mais si, comme c'est le cas le plus commun, elles jaillissent au milieu d'un peuple de montagnards, soumis aux excès du travail et de la misère, aux intempéries de ces régions, se nourrissant de pain de seigle et de végétaux mal venus, rarement de viande ou de vin, elles pourront contribuer, pour leur part, à engendrer ces maladies endémiques si communes dans les régions montagneuses.

Passons aux sources des terrains stratifiés. Ici le problème se dédouble encore. Si les eaux filtrent à travers des couches purement calcaires ou légèrement siliceuses, presque libres de terre végétale à leur surface, elles se chargeront particulièrement de carbonate de chaux dissous, soit directement [1], soit à la faveur d'un excès d'acide carbonique, ainsi que de petites quantités de chlorures de sodium, de magnésium, etc., et de quelques sulfates que l'on retrouve toujours dans les terrains stratifiés. En voici un exemple :

Eau de la source de Neuville, sur le versant occidental du plateau de la Bresse, près Lyon (DUPASQUIER).

	$^{gr.}$
Carbonate de chaux...........	0,2060
Sulfate de chaux.............	0,0083
Chlorure de calcium..........	0,0111
Chlorure de sodium..........	0,0050
Chlorure de magnésium.......	traces
Matières organiques..........	traces
	0,2304 p. lit.

Elle est alimentée par des pluies qui ont filtré à travers un terrain formé d'alluvions irrégulièrement disposés, de galets, de sables et de poudingues ciment calcaire.

Ce sont les eaux de source les plus communes et les meilleures ; elles sortent le plus souvent des terrains secon-

[1] M. Freisénius a démontré que 1 litre d'eau dissout à 100° jusqu'à 0gr,113 de carbonate de chaux. D'après M. Péligot (Compt.-rend., T. XL, p. 1121), elle en dissout à 15° seulement 0gr,020.

daires; elles sont surtout caractérisées par le carbonate de chaux, l'absence de l'azote et de ses composés; elles sont fraîches et agréables au goût.

Si l'eau des pluies tombe au contraire sur des terrains couverts de végétaux, elle pourra se charger dans le sol d'une grande quantité d'acide carbonique [1], dissoudre à sa faveur plus de carbonate de chaux que dans le cas précédent; mais aussi elle entraînera la matière organique des terres végétales, et en même temps qu'elle, les sulfates, les phosphates, la silice, les azotates et l'ammoniaque qui l'accompagnent. Chargée de ces matériaux, son pouvoir dissolvant en sera aiguisé; c'est ainsi qu'elle pourra dissoudre alors l'alumine, soit à la faveur de son excès d'acide carbonique, soit, comme nous le pensons encore, à l'aide de ses matières salines, en la faisant passer à l'état de sel double.

On voit combien ces eaux pourront différer des précédentes. En voici, du reste, deux analyses comme exemples :

Source de la Mouillère, près Besançon.
(H. DEVILLE)

	gr.
Silice.............	0,0250
Alumine..........	0,0043
Carbonate de chaux.	0,2573
Sulfate de chaux....	0,0051
Chlorure de calcium.	0,0007
Chlorure de magnés.	0,0020
Azotate de soude....	0,0118
Azotate de potasse..	0,0028
	0,3085 p. lit.

Elle sort des terrains jurassiques du Doubs. — Eau bonne à boire.

Eau de la source Marly-lez-Valenciennes.
(E. PESIER)

	gr.
Chlorure de sodium.	0,0128
Azotate de magnésie.	0,0209
Azotate de potasse...	0,0083
Sulfate de chaux....	0,0041
Sulfate de potasse...	0,0015
Carbonate de chaux.	0,2510
Carbonate de magn..	0,0183
Phosphate de chaux.	traces
Silice.............	0,0107
Matières organiques.	0,0181
	0,3487 p. lit.

Terrains crayeux; limpidité parfaite; saveur agréable; bonne eau potable.

Si on compare ces eaux à celles qui les précèdent, on y

[1] D'après les expériences de MM. Boussingault et Lewy, l'air confiné dans un sol qui n'a pas été fumé depuis un an contient 22 à 23 fois autant d'acide carbonique que l'air atmosphérique; dans un sol fumé depuis huit jours, il en contient 245 fois autant.

remarquera surtout l'exagération du carbonate de chaux, de la silice et de l'alumine, la présence de la matière organique et des azotates.

Ce sont cependant encore des eaux potables, mais de qualité bien inférieure certainement aux eaux, si je puis ainsi dire, *théoriques* de Neuville.

Enfin, les eaux pluviales pourront traverser des couches plus décomposables ou plus solubles : ainsi, au contact des bancs de gypse, elles se satureront de sulfate de chaux et des divers autres sels de magnésie, de fer.... qui l'accompagnent ; elles pourront s'enrichir en chlorures, et en particulier en chlorure de sodium à travers les mines de sel gemme, et devenir alors saumâtres ou salées. A travers les terrains anthraciteux et houillers, l'eau se chargera de matière organique, qui pourra réagir sur les sulfates qu'elle dissout et les transformer en sulfures, ainsi qu'il arrive pour celles d'Enghien [1] ; ou bien elle réagira, par l'oxygène qu'elle dissout, sur les pyrites qu'elle fera passer à l'état de sulfates, comme dans l'eau de Passy, près Paris, par exemple. Après ces pérégrinations souterraines, quand elle arrivera à la surface du sol, elle constituera une eau gypseuse, magnésienne, saumâtre, salée, ferrugineuse, etc., en un mot, impotable, quoique pouvant rester toujours une eau de source fraîche et limpide. En voici un exemple :

Source de Saint-Nicaise, près Rouen (GIRARDIN ET PREISSIER).

gr.
Carbonate de chaux............. 0,931
Sulfate de chaux............... 0,617
Chlorure de sodium............. 0,091
— de magnésium.......... 0,067
— de calcium............. 0.042
Matière organique............... traces
Acide silicique.................. 0.005
——————
1,753 p. lit.

Cette eau sort d'un coteau calcaire. Elle est dure, indigeste, ne cuit pas les légumes et grumelle le savon. On y remarquera l'excès de carbonate et de sulfate calcaire.

[1] Elle sort des terrains tertiaires éocènes. Depuis long-temps,

Les eaux de cette dernière catégorie sont impotables, peu aérées, lourdes, douceâtres, privées d'iodures, souvent salies par des matières organiques; eaux incomplètes, sorte d'hybrides impuissants à conserver la santé à l'homme sain ou à la rendre à l'homme malade.

Actuellement nous pensons qu'il est résulté de cette discussion et de ces exemples que non-seulement il y a des différences très-tranchées entre les diverses espèces d'eaux de source, mais d'où viennent ces différences et comment on peut d'avance les prévoir par la configuration, la disposition et l'étude géologique de la contrée, la nature du sol et l'état de la végétation à sa surface. Nous sommes donc amené à conclure qu'il n'est pas possible de résoudre d'une manière absolue cette question souvent ainsi posée : L'eau de source est-elle préférable pour la boisson aux autres eaux potables?

Il nous reste à discuter maintenant certains points intéressants de l'étude de ces eaux : je veux parler de leurs variations dans leur débit, leur composition et leur température.

Tout le monde sait que le volume d'eau fourni par les sources augmente dans les saisons et les années pluvieuses. Mais les variations de leur rendement peuvent tenir à d'autres causes : ainsi, on a quelquefois remarqué que, tandis que leur débit augmente dans un pays, il diminue au contraire dans une contrée voisine, sur un versant opposé. Je pourrais citer l'exemple des eaux mêmes dont nous nous occupons dans la dernière partie de ce travail. Des deux sources d'Oriole et de Saint-Pierre placées sur deux coteaux peu distants, la dernière a gagné depuis 150 ans ce que l'autre a perdu. Ces différences peuvent tenir à des dérivations, à des encombrements, ou à des mouvements des couches inférieures. On a aussi noté que les déboisements

M. O. Henri a reconnu que les eaux froides d'Enghien doivent les sulfures qui les minéralisent à la décomposition de leurs sulfates par les matières organiques des couches qu'elles traversent.

diminuent notablement le débit des sources, et que celui-ci paraît même suivre annuellement les diverses phases de la végétation, arrivant au maximum de rendement vers le 15 août et au minimum en fin janvier (Marchand).

S'il existe donc des variations dans la quantité des eaux fournies par une même source, nous sommes naturellement amené à nous faire la question suivante : L'eau des sources varie-t-elle de composition, avec les années, les saisons, etc.? Bergmann [1] pense que les eaux de source peuvent changer de nature, en devenant de plus en plus pures, à mesure qu'elles enlèvent les parties les plus solubles aux terrains au milieu desquels elles séjournent. Anglada [2] jugeait que les eaux, venant quelquefois à se frayer de nouvelles routes dans le sein de la terre, peuvent différer de composition à diverses époques. Je ne puis contester que ces deux opinions n'aient quelques fondements, surtout quant à ce qui touche les eaux minérales qui nous viennent de terrains quelquefois soumis à de violentes transformations. Mais pour les eaux potables en particulier, on doit considérer que les matières solubles qui les minéralisent sont en grande partie empruntées à l'atmosphère et au sol, et que les sels insolubles, tels que les carbonates de chaux, de magnésie, leur viennent des énormes assises qui forment à peu près toutes les roches stratifiées, et dont la masse ne varie pour ainsi dire pas, quelles que soient les nouvelles routes que pourront prendre les courants souterrains. Leur dissolution, se faisant, du reste, non en vertu de leur solubilité, mais de l'acide carbonique contenu dans les eaux, dépend de la quantité de ce gaz, dont elles se sont chargées dans l'air et dans les premières couches végétales, et non de la masse des couches de stratification de matières insolubles qui seront toujours en excès. Aussi, la composition des terrains où s'infiltrent les

[1] Opusc., T. Ier, p. 172.
[2] J. Anglada, 1819, Études inédites d'hydrologie médicale.

eaux demeurant la même, leurs changements de rapports géologiques étant excessivement rares et de faible importance, et dans un lieu déterminé, les conditions météorologiques restant toujours à peu près identiques, la composition des eaux de source doit très-peu varier. C'est ce qui est, en effet, prouvé par les plus anciennes analyses d'eaux potables ou minérales : la constance presque absolue de composition des eaux de source est même une des conditions qui doivent les faire préférer quand on le peut. Mais si la surface du sol vient à changer, si on la cultive, si elle se couvre de végétaux, ou si on la soumet aux déboisements, la nature des eaux s'en ressent aussitôt : c'est ainsi que M. Chatin, et surtout M. Marchand [1], ont noté que l'apparition des plantes sur le sol diminuait la quantité d'iode qu'elles dissolvent.

Outre ces variations dans le débit et la composition des sources, M. Marchand a noté encore de faibles variations quotidiennes : d'après lui, la constitution physique et chimique des eaux de source varie non-seulement pour chaque jour de l'année, mais encore pour chaque heure de la journée. Si la température s'élève, la densité s'élève avec elle ; des variations brusques thermométriques entraînent aussi de brusques variations de densité. Enfin, celle-ci augmente encore ou diminue avec la pression barométrique.

La température moyenne des eaux de source varie entre 8° et 13° dans les plaines ou les vallées peu élevées. Les diverses saisons ne les influencent que très-peu. A ce point de vue, ces eaux doivent encore être préférées à toutes les autres, qui, glaciales en hiver et chaudes en été, se congèlent dans les fleuves et les tuyaux de conduite si le froid est trop vif, ou bien affadissent et dégoûtent l'été par leur tiédeur. Cet avantage doit être d'autant plus apprécié, que nous avons vu que leur trajet souterrain n'influe que faiblement sur leur degré thermométrique.

[1] Bull. de la Soc. de méd., T. XVII, p. 307.

De 12° à 15° en moyenne dans les plaines, leur température décroît avec l'altitude : c'est ainsi que, dans les Alpes, M. Hegetschweiler a noté 8° à 325^m, 5° à 1500^m et 2° à 2275^m.

Ainsi, pour nous résumer, les eaux de source, souvent excellentes, peuvent être quelquefois impotables et même dangereuses. Celles qui sortent des terrains secondaires et tertiaires, et jaillissent sur le versant des montagnes de moyenne élévation ou au pied de *collines de terre*, comme disait Hippocrate, constituent en général une boisson saine et agréable. Les eaux de source ont, sur toutes les autres, l'avantage d'une température et d'une composition à peu près constante.

ARTICLE QUATRIÈME.

Des eaux de puits artésiens.

Les eaux des puits artésiens doivent immédiatement suivre les eaux de source. Les unes comme les autres ont pour réservoir commun les grandes nappes et les rivières souterraines. Les eaux artésiennes ne diffèrent des précédentes qu'en ce qu'on leur a donné issue à la surface du sol par une ouverture artificielle [1].

[1] Il y a plus long-temps qu'on ne le pense peut-être que l'homme a songé à aller chercher l'eau destinée à sa boisson et à tous ses usages à de grandes profondeurs sous le sol. Arago nous dit (Mém. scientif., Ann. Bur. long., 1835) que, d'après nos missionnaires, les Chinois pratiquent depuis plusieurs siècles le sondage des puits artésiens. Mais ce qui est plus remarquable encore, c'est qu'on peut lire dans le voyage de Schaw en Barbarie, que, dans le Wadreag, amas de villages fort avancés dans le Sahara, les indigènes creusent la terre à 200 et 300 brasses de profondeur, jusqu'à une assise de pierre noire très-tendre qui, une fois percée, laisse jaillir l'eau jusqu'au sol. Ils appellent cet amas d'eaux souterraines *mer au-dessous de la terre.*

Tout ce que nous avons dit de l'eau des sources s'applique donc à l'eau des puits *forés* ou *artésiens*. Mêmes rapports dans la composition des eaux avec les terrains où sont tombées les pluies d'où elles dérivent, et les couches géologiques parcourues; mêmes degrés de variations dans le débit, la composition et la température; même impossibilité de juger d'une manière générale de leur valeur hygiénique. Par exemple, l'eau du puits de Grenelle, à Paris, donne $0^{gr},1494$ de résidus fixes, dont $0^{gr},068$ de carbonate de chaux; l'eau d'un puits foré de la gare de Saint-Ouen, près Paris $0^{gr},734$ de résidus, dont $0^{gr},121$ de carbonate de chaux ; l'eau d'un puits artésien de la citadelle de Calais contient $2^{gr},51$ de résidu fixe, dont $1^{gr},87$ de chlorure de sodium.

Il est donc impossible de se prononcer *à priori* sur la potabilité de ces eaux. Bien plus, il est impossible de rien préjuger de certain sur la valeur d'un puits foré, alors même qu'on connaît les eaux d'un puits creusé à quelques centaines de mètres ou moins encore. Il existe, en effet, souvent sous le sol, dans le même lieu, mais à des profondeurs différentes, plusieurs nappes d'eau superposées, qui peuvent varier considérablement de composition. Ainsi, dans le percement des puits forés de la gare de Saint-Ouen, MM. Flachat rencontrèrent cinq nappes distinctes et susceptibles d'ascension à 56^m, à 45^m, à 51^m, à 59^m et à 66^m au-dessous du sol. A Tours, M. Degousée en reconnut trois sous la place même de la Cathédrale : l'une à 95^m, l'autre à 112^m, la troisième à 125^m [1].

Or, les couches de stratification étant souvent fortement inclinées, il peut arriver que dans deux lieux peu distants on puisse ne pas tomber sur les mêmes eaux. Par exemple, si dans le second forage on passe à côté de la

[1] Arago, Mém. cité.

tranche de terrain qui supporte la première lame liquide, il peut se faire que l'on reçoive des eaux d'une valeur différente.

En voici des preuves :

Puits artésiens de la gare de Saint-Ouen (près Paris).

		gr.
51ᵐ profondeur	Résidus fixes............	0,734
	dont :	
	Chlorure de sodium........	0,002
	Carbonate de chaux.......	0,121
	Sulfate de chaux.........	0,456
66ᵐ profondeur	Résidus fixes............	0,2674
	dont :	
	Chlorure de sodium...... .	0,0551
	Carbonate de chaux.......	0,0271
	Sulfate de chaux.........	traces.

Puits artésiens de la citadelle de Calais.

		gr.
Puits Robert :	— Résidus fixes............	2,51
	dont :	
	Chlorure de sodium........	1,87
Puits Bellonet :	Résidus fixes............	0,58
	dont :	
	Chlorure de sodium........	0,15
	Carbonate de chaux et de magnésie..............	0,12

Ces nombres indiquent à la fois dans quelles limites étendues peut varier la composition de ces eaux, et combien on pourrait avoir de mécomptes à préjuger de la composition d'une eau artésienne par la composition de celle d'un puits voisin.

Nous croyons qu'il sera intéressant de faire suivre ces quelques remarques de l'analyse de l'eau de Grenelle. Elle nous offrira, du reste, l'exemple d'une eau potable il est vrai, puisque tout un quartier de Paris en boit depuis plusieurs années sans en éprouver d'accident, mais bien différente de toutes celles dont on fait généralement usage.

On sait qu'elle jaillit d'une nappe d'eau placée dans les grès verts, à 548 mètres de profondeur. Voici son analyse d'après M. Péligot [1] :

	c. cub.
Gaz pour un litre......	25
dont :	
Acide carbonique........	9
Azote....................	14

L'oxygène y manque complètement.

	gr.
Poids du résidu fixe pour un litre d'eau.......	0,142
Il se compose ainsi :	
Carbonate de chaux........	40,8
— de magnésie.....	11,5
— de potasse.......	14,4
— de protoxyde de fer.	2,2
Sulfate de soude..........	11,3
Hyposulfite de soude.......	6,4
Chlorure de sodium........	6,4
Silice....................	7,0
	100,0

M. Payen et MM. Boutron et Henry y ont aussi trouvé un peu de matière organique.

M. Péligot n'a pu reconnaître d'arsenic dans le dépôt. L'eau laisse dégager des traces d'hydrogène sulfuré, provenant du sulfure de sodium qui s'est formé par la double décomposition avec les sulfures métalliques, et qui, au contact de l'oxygène dissous par les eaux, s'est transformé en hyposulfite de soude : c'est la cause de la disparition de l'oxygène dans les gaz dissous. Le carbonate de potasse, comme on le sait, si rare dans les eaux, rend alcalines celles du puits de Grenelle : il provient du silicate de potasse décomposé, ainsi que l'a démontré Ebelmen, par l'acide carbonique dissous.

L'eau de ce puits est comme un intermédiaire entre les eaux réellement potables et les eaux minérales. Sa température est de 28°. Le résidu fixe, le carbonate de chaux et les sels de soude sont normaux. Elle n'en représente pas moins pour nous une eau de qualité très-inférieure.

En résumé, quand on réunit toutes les analyses faites jusqu'à ce jour des eaux de puits artésiens, on peut

[1] Compt.-rend. Acad. des sciences, T. XLIV, p. 193.

s'assurer qu'elles peuvent être bues, à la rigueur, dans un grand nombre de cas, mais on ne pourrait songer à les faire servir d'une manière exclusive à l'alimentation d'une grande cité. C'est avec raison que M. Dumas a combattu ce projet que l'on n'avait pas balancé de proposer pour la ville de Paris. La boisson des grandes agglomérations d'hommes ne peut être empruntée qu'aux eaux de source ou à celles de rivière que nous allons étudier maintenant.

ARTICLE CINQUIÈME.

Des eaux de rivières et de fleuves.

Les eaux de source, en s'écoulant à la surface du sol, donnent naissance aux rivières et aux fleuves, qui restituent continuellement à la mer l'eau qui s'en exhale sans cesse par l'évaporation. Il est cependant une autre origine aux grands fleuves en particulier, c'est la fonte des neiges et des glaces : ainsi, le Rhône, le Rhin et les principaux affluents du Pô coulent des sommets glacés du Mont-Blanc.

Les eaux de rivières et de fleuves peuvent être primitivement de qualités très-diverses selon leur origine, presque pures de sels et de matières organiques, comme les eaux de l'Yonne et de la Sèvre par exemple, ou chargées et impropres à la boisson, comme celles du Tibre et du Pô. Mais à mesure qu'elles s'éloignent de leur point d'émergence, elles se minéralisent aux dépens des formations qu'elles traversent; elles reçoivent de nouveaux affluents; elles parcourent les lieux rendus impurs par l'habitation de l'homme ; elles sont impressionnées par l'air, la chaleur et la lumière, et acquièrent ainsi très-souvent, au fur et à mesure de leur trajet, des propriétés bien différentes de celles qu'elles présentaient à leurs points d'émergence.

Ce sont ces eaux que l'on boit le plus généralement.

Presque toutes les grandes villes, Paris, Lyon, Bordeaux, Toulouse, Turin, Londres, Rome, sont à cheval sur un grand fleuve. Il semble que l'homme a toujours aimé à fixer sa demeure auprès de ces grands cours d'eau, qui peuvent fournir à son alimentation, à sa boisson, à son industrie, et aussi à l'embellissement de son séjour. Il lui importe donc beaucoup de savoir quelle est la valeur de ces eaux qui lui sont si nécessaires.

Nous avons dit que, par la disposition de leurs assises, dont les coupes relevées se présentent sur le flanc des montagnes, les terrains secondaires sont ceux qui permettent le plus facilement les infiltrations pluviales et qui fournissent le plus de sources d'eaux potables. En France, presque toutes nos petites rivières sortent en effet de ces formations, beaucoup aussi des terrains de transition, quelques-unes des terrains ignés, et tout le monde connaît la fraîcheur, la limpidité, le goût agréable et la pureté de ces eaux des pays montagneux. Elles sont, en général, moins minéralisées que celles des grands fleuves qui en dérivent: ainsi, la Loire, qui contient $0^{gr},1346$ de matière fixe par litre, reçoit sur son trajet les eaux de l'Erdre ($0^{gr},0875$ résid. fixe), de la Sèvre Nantaise ($0^{gr},0633$ résid. fixe), du Cens ($0^{gr},1300$), et de bien d'autres petits cours dont les eaux sont moins minéralisées que les siennes.

Mais, plus tard, à mesure que tous ces ruisseaux se réunissent en rivières et en fleuves, qu'ils roulent sur des sols de composition variable, qu'ils traversent les villes, dont ils reçoivent les impuretés, qu'ils s'y chargent d'acide carbonique qui augmente le pouvoir dissolvant de leurs eaux, qu'ils sont soumis durant un long trajet à l'action des végétaux qui croissent souvent sur leurs bords, à l'irradiation solaire, au contact de l'air et aux variations de température, sous toutes ces influences modificatrices, ils changent en partie de composition.

Mais, outre ces altérations successives durant leur trajet, ces eaux en subissent de plus grandes encore d'une manière brusque : ainsi, quand pendant l'été elles reçoivent les torrents des montagnes alimentés par la fonte des neiges et des glaciers, pendant l'hiver les eaux de pluies abondantes, ou bien lorsque, débordant de leur lit, elles vont inonder les campagnes, elles subissent alors des variations considérables. Aussi les eaux que nous étudions en ce moment, sont-elles caractérisées par leur variabilité même. On ne peut en citer d'exemple plus remarquable que celui des eaux de la Marne. Analysées, à différentes époques de l'année, par divers chimistes, elles ont donné :

Analyses de	Résidus fixes	Carbonate de chaux
	gr.	gr.
VAUQUELIN et BOUCHARDAT	0,180	0,105
LASSAIGNE.................	0,140	0,089
BOUTRON et FLEURY.........	0,511	0,301

Il est impossible de n'être pas frappé de ces oscillations considérables. Ainsi, variabilité dans l'origine de ces eaux, variabilité dans leur composition chimique et leur état physique, et, par conséquent, variabilité dans leur action hygiénique, c'est ce qui devra résulter pour nous de leur étude.

Toutefois, avant de déterminer les causes de ces variations, nous avons cru intéressant d'établir dans un tableau synoptique la moyenne de la composition des grands cours dont les eaux sont, en France, les plus saines et les plus renommées ; on y verra la constance au milieu même de la variabilité. Il est excessivement remarquable, en effet, de voir, comme nous le faisions observer autre part, que les résidus fixes laissés par ces eaux n'oscillent qu'entre des limites très-rapprochées de $0^{gr},1$ à $0^{gr},5$ par litre ; que le carbonate de chaux en forme environ la moitié ; que le chlorure de sodium, les sels de potasse, de magnésie, les sulfates, la silice, sont des éléments très-constants, mais qui ne s'y rencontrent jamais que sous de faibles poids.

J'ai aussi ajouté l'analyse de l'eau d'Arcueil pour donner un exemple d'une eau de rivière qui se trouve *à l'extrême limite* des eaux réputées potables.

Je me suis efforcé de réunir des analyses faites par un seul et même chimiste, d'une exactitude éprouvée, M. H. Deville. Elles correspondent toutes aux eaux prises en amont des grandes villes.

(*Voir* le Tableau ci-contre.)

Ce tableau synoptique donne une idée générale de la composition des principales eaux de la France. Il démontre, mieux que tous les raisonnements, qu'à part ces éléments que nous avons appelés *nécessaires*, il en est encore plusieurs autres qui se répètent avec assez de constance pour qu'on ne puisse en nier l'opportunité, surtout si l'on remarque qu'ils font partie constituante de tous nos aliments et de tous nos organes.

Outre les composés salins notés dans le tableau précédent, nous ne devons pas omettre de parler de deux corps qui paraissent être constants dans les eaux courantes, à savoir: l'iode et le fluor. M. Chatin [1] s'est assuré que l'iode existe dans presque toutes les eaux potables qu'il a pu examiner, mais en quantité très-variable. En général, les eaux les moins chargées de matières minérales sont les plus riches en iode; les eaux de pluie en contiennent, à Paris, plus que les eaux de Seine, qui sont cependant fortement iodées par rapport aux autres fleuves. M. Marchand est venu confirmer ces résultats [2].

M. Ch. Mène [3] a démontré, à son tour, que la plupart

---

[1] Compt.-rend. Acad. sciences, T. XXXV, p. 46.
[2] *Voir* Eaux privées d'iode, 3e *partie.*
[3] Compt.-rend. Acad. sciences, T. L, p. 734.

TABLEAU

DE LA COMPOSITION DE L'EAU DES FLEUVES DE LA FRANCE

(EN REGARD DE CELLE DE LA RIVIÈRE D'ARCUEIL, LIMITE EXTRÊME DES EAUX POTABLES).

	LOIRE. Pont de Meung, près Orléans.	GARONNE. En amont de Toulouse. (Juillet.)	RHÔNE. Genève av¹. l'Arve. (Avril.)	BRIN. Strasbourg. (Mai.)	SEINE. Bercy. (Juin.)	RIVIÈRE D'ARCUEIL. Fontaine de la Place Saint-Michel.
	lit.	lit.	lit.	lit.	lit.	lit.
Gaz pr 1 litre. — Acide carbonique.	0,0018	0,0170	0,0080	0,0076	0,0162	0,0256
Azote	0,0202	0,0157	0,0184	0,0150	0,0120	0,0127
Oxygène		0,0079	0,0084	0,0074	0,0059	0,0050
	0,0220	0,0406	0,0348	0,0309	0,0324	0,0450
MATIÈRES FIXES.	gr.	gr.	gr.	gr.	gr.	gr.
Acide silicique	0,0406	0,0085	0,0238	0,0488	0,0244	0,0306
Alumine	0,0071	»	0,0059	0,0025	0,0005	...0,0035
Peroxyde de fer	0,0055	0,0034	»	0,0058	0,0025	
Carbonate de chaux	0,0484	0,0645	0,0789	0,1356	0,1655	0,1990
— de magnésie	0,0061	0,0034	0,0049	0,0051	0,0034	0,0082
— de soude	0,0146	0,0065	»	»	»	»
— de manganèse	»	0,0030	»	»	»	»
Chlorure de sodium	0,0048	0,0032	0,0017	0,0020	0,0123	0,0376
						0,0166
— de magnésium	»	0,0076	»	»	0,0050	0,0201
Sulfate de potasse	»	0,0055	»	»	»	0,0054
— de soude	0,0054	»	0,0074	0,0135	0,0269	0,1638
— de chaux	»	»	0,0466	0,0147	»	»
— de magnésie	»	»	0,0063	»	»	»
Silicate de potasse	0,0044	»	»	»	»	»
Azotate de potasse	»	»	0,0040	0,0058	»	»
— de soude	»	»	0,0045	»	0,0094	»
— de magnésie	»	»	»	»	0,0052	0,0370
Poids du résidu fixe (pour 1 litre).	0,1546	0,1567	0,1820	0,2518	0,2544	0,5436

des eaux potables contiennent du fluor; il l'a retrouvé dans le Rhin, la Loire, la Saône. C'est là sans doute l'origine du fluorure de calcium que l'on rencontre dans les os, les dents....

On remarquera que les eaux de la Garonne contiennent du manganèse en notable quantité. Du reste, ce métal, que nous avons aussi retrouvé dans les eaux de Narbonne, est plus commun qu'on ne le pense. Sa présence normale dans le sang peut expliquer son utilité.

Causes des variations dans la composition des eaux de rivières ou de fleuves. — Les principales causes de ces variations sont la chute des pluies et la fonte des neiges; les débordements et l'envasement des fleuves qui en sont souvent la conséquence; enfin, les grands changements de température.

Les pluies, en augmentant le volume des cours d'eau, peuvent avoir sur leur composition deux effets contraires. Si elles sont tombées, dans les pays montagneux, vers l'origine des sources, la masse de l'eau charriée augmente, et les matières dissoutes diminuent relativement à la même quantité d'eau. L'iode seul, d'après M. Chatin [1], y apparaît en plus forte proportion. Si, au contraire, les pluies sont tombées dans les alentours des grands affluents, sur des terrains en général meubles, riches en matières organiques végétales, en chlorures, en azote et en phosphates, les eaux du fleuve deviennent bourbeuses, et se surchargent d'une quantité de sels terreux, d'azotates et d'ammoniaque. Selon que les pluies ont lavé tels ou tels points du terrain, les eaux se colorent alors diversement et varient de composition; bien plus, le fleuve peut déborder, inonder les campagnes et y séjourner, y dissoudre à l'aise les ma-

[1] *Loc. cit.*

tières minérales et organiques, et rentrer dans son lit chargé d'un limon qui les rendra impotables, et deviendra dans les villes où on les livre à la consommation, un grave embarras pour les filtres et les canalisations. Paris, Lyon, Toulouse, Bordeaux, Marseille sont dans ce cas. La distribution journalière obligée des eaux à ces grandes cités devient alors d'autant plus difficile, que les matières terreuses ne se précipitent qu'avec lenteur. Des expériences faites à Bordeaux par Leupold, sur la Garonne, démontrent que laissées au repos, en grande masse, elles ne sont pas encore redevenues parfaitement limpides au bout de dix jours. Or, ce limon, quelque insignifiant qu'il puisse nous paraître à partir d'un certain moment, n'en est pas moins très-gênant pour les pores des grands filtres qu'il obstrue et la distribution des eaux. Il peut même constituer un bien plus grave embarras : c'est ainsi que dans les eaux de la Durance qui viennent d'être distribuées à la ville de Marseille, il existe une matière minérale en suspension, si ténue qu'on ne s'en est préoccupé que lorsqu'on a reconnu qu'elle produisait un effet désastreux sur les végétaux que l'on en arrose ; elle paraît en boucher les pores et les dessèche au bout de peu de temps.

M. Bobierre [1], qui s'est occupé de l'influence des débordements de la Loire sur la composition de ses eaux, a prouvé qu'après être rentrées dans leur lit et s'être clarifiées, elles gardaient encore une teinte jaunâtre très-manifeste, et laissaient peu à peu, se précipiter une petite quantité de matière, qu'il s'est assuré être composée, presque entièrement, d'une multitude de petits infusoires. Ces eaux avaient perdu la propriété de faire de la bonne bière, et elles produisaient des tranchées aux personnes qui en faisaient usage.

[1] Compt.-rend. Acad. sciences, T. XLIII, p. 410.

La vase que le fleuve avait déposée dans les prairies était ainsi composée :

	gr.	gr.
Matière organique.................	10,5	dont 0,0043 d'azote
Résidu siliceux très-ferrugineux.....	87,5	
Alumine soluble dans l'acide azotique.	2,0	
Potasse et acide phosphorique.	traces	
	100,0	

Il a noté aussi l'absence de l'acide silicique dans les eaux débordées ; les matières organiques et les végétaux paraissant s'en emparer et le fixer.

La fonte des neiges sur les hautes montagnes produit à peu près les mêmes résultats. Ainsi, pendant les six mois d'été, l'Arve emporte dans le lit du Rhône les glaces et les neiges fondues du Mont-Blanc, et avec elles les détritus de roches broyées, dont sont toujours chargés les torrents des montagnes [1]. A cette époque, les eaux du Rhône, et celles de tous les fleuves qui ont, comme lui, leur origine dans les glaciers, augmentent considérablement, en même temps qu'elles prennent cette teinte grise qui les caractérise en été. On a trouvé dans l'eau du fleuve à Lyon $0^{gr},63$ de matière en suspension par litre au commencement de la crue, et $0^{gr},98$ au moment où elle arrive à son maximum [2]. Mais, en même temps, l'énorme quantité d'eaux très-pures qui lui vient des montagnes diminue considérablement le poids relatif des matières salines dissoutes : c'est ainsi qu'au moment de la fonte des neiges le Rhône ne contenait que $0^{gr},10$ (Boussingault), tandis qu'elles donnent en hiver $0^{gr},18$ (Dupasquier), de résidus fixes.

Une nouvelle et puissante cause modificatrice de la composition des eaux de rivière résulte de leurs variations continuelles de température. D'après M. Marchand, à chaque oscillation thermométrique correspond un changement en rapport direct avec la grandeur de cette oscillation. Les

[1] *Voir* à l'article 7e : *Eaux de la fonte des glaces.*
[2] Dupasquier, *Comp. des eaux de source et de rivière*, p. 217.

faibles variations quotidiennes dans la température des eaux
en produisent donc de correspondantes dans leur constitution. Mais on conçoit qu'au point de vue de l'hygiène, ces
différences, presque insensibles dans leur nature, puissent
être considérées comme négligeables.

D'une saison à l'autre, ces variations sont plus remarquables. La quantité de sels dissous augmente en été;
pour la Seine [1], elle est alors à ce qu'elle était en hiver
comme 4 : 3. Et l'on conçoit bien que ces notables variations, jointes pendant l'été à l'échauffement des eaux et à la
putréfaction plus facile des matières organiques, puissent
fâcheusement influencer la santé publique.

Mais ce ne sont pas encore là les plus remarquables changements que puissent produire les oscillations de température dans la composition des eaux. En hiver, dans les pays
froids, et nous pourrions dire dans une moitié environ de
l'Europe et du monde entier, les fleuves se rapprochent
beaucoup de leur point de congélation, se gèlent même, et
se surchargent alors d'une forte quantité de sels. On s'étonnera peut-être que nous osions avancer que des eaux très-
potables en été puissent, dans ces conditions, devenir en
hiver complètement impotables : c'est ce que nous allons
faire voir.

M. Péligot [2], qui s'est préoccupé de l'influence du glace-
ment des rivières sur la composition de leurs eaux, a donné
les nombres suivants pour les poids des sels dissous dans
un litre d'eau de Seine (hiver 1855):

	Rés. fixe
Eau de Seine normale (prise au large en amont du pont de Bercy).	0,225
— amont du pont de Bercy, temp. se rapprochant de 0°.	0,301
— Pont-Neuf, dégel et fonte des neiges..............	0,363
— Grande crue (même endroit)....................	0,200
— Gelée, temps neigeux (même endroit)........	0,217
— Forte crue (même endroit).....................	0,150

[1] Chatin, Compt.-rend., T. XXXV, p. 127.
[2] Compt.-rend., T. XL, p. 1121.

On voit les matières salines augmenter dans ces eaux à mesure que la quantité de glaçons qui s'y forment augmente aussi, et, pour un même fleuve, la différence aller du simple au double. Ainsi, telle rivière, celle d'Arcueil par exemple, qui dissout $0^{gr},5$ de sels par litre, pourrait en contenir jusqu'à 1 gramme, à un moment donné, et devenir alors absolument impotable.

Nous n'avons pas besoin de faire remarquer en même temps le désavantage d'introduire, dans les conduites de distribution, des eaux qui non-seulement pourraient s'y congeler, obstruer et faire éclater les tuyaux, mais qui y laissent forcément d'abondantes concrétions qu'elles n'y auraient pu déposer en temps ordinaire, et de livrer à la consommation des eaux glaciales, bien différentes à cet égard de celles que veut le Père de la médecine, *fraîches en été et chaudes en hiver.*

La température influe encore d'une autre manière sur la composition de l'eau des fleuves. Les cours d'eaux rapides, tels que le Rhin et le Rhône, déracinent, détruisent bien vite sur leur berge toute végétation, et entraînent peu de matières organiques. Mais il est un plus grand nombre de rivières dont le cours est beaucoup plus lent : la Loire, l'Ourcq, la Somme près d'Amiens, la Saône, dont la pente entre Macon et Lyon est à peine de 8 mètres sur un trajet de 55 kilomettres ; toutes ces eaux, surtout quand à la fin de l'été elles arrivent à l'étiage, deviennent presque croupissantes, et sous l'influence combinée du repos, de l'insolation et de l'élévation de leur température, des végétaux microscopiques et des productions animales s'y développent en quantité. Aussi les anciens donnaient-ils la préférence aux eaux rapides. Fréd. Hoffmann [1] nous dit : « Les eaux de rivières rapides sont les meilleures et les » plus légères, elles sont moins faciles à se corrompre. »

[1] Dissertation sur les vertus de l'eau commune.

Une troisième et très-importante cause de variation dans la pureté des eaux des fleuves, c'est leur passage à travers les villes. Depuis long-temps M. Chevreul avait signalé la présence du carbonate d'ammoniaque dans les eaux de la Seine en aval de Paris; il y fut plus tard dosé par M. Boussingault [1]. D'après cet auteur, 1 mètre cube d'eau de Seine, puisé au pont de la Concorde, contient $0^{gr},12$ d'ammoniaque ($Az H^3$) en temps ordinaire. M. Chatin s'est plus particulièrement occupé d'y démontrer directement les matières organiques, provenant soit des déjections animales, soit des résidus des diverses industries, soit du lavage du sol des villes par les grandes pluies. Après avoir traversé Paris, la quantité et la nature des matières dissoutes a notablement varié; les composés organiques et les chlorures surtout ont augmenté de poids. M. Chatin y a retrouvé des sels ammoniacaux, de l'urée provenant des égouts, de l'hydrogène sulfuré, etc. Aux heures où la Seine reçoit à la fois le plus d'immondices, il y a rencontré des traces d'urate d'ammoniaque, et par litre jusqu'à 1 et 2 décigrammes de phosphates et 1^{gr} d'urée ou de matières extractives!

En diminuant de beaucoup les nombres donnés par M. Chatin pour l'état d'impureté extrême d'un fleuve qui coule au milieu d'une cité de plus de quinze cent mille habitants, nous voyons encore que les grandes agglomérations d'hommes sur le bord des rivières ont une influence très-importante sur la composition des eaux, surtout si l'on considère que la matière organique, à cause de son activité extrême et des transformations qu'elle peut subir, doit être plutôt appréciée par sa qualité que par son poids. D'ailleurs, ne contient-elle pas les éléments de l'éclosion et du développement facile d'un nombre infini de ces petits êtres vivants, dont la multiplication en été expliquerait peut-être le mystère de l'apparition de tant de fièvres graves, de dysenteries et d'autres

[1] Compt.-rend. Acad. sciences, T. XXXIV, pag. 465.

maladies épidémiques? Et Zimmermann ne paraît-il pas partager cette opinion quand, après avoir dit que l'eau de rivière n'est pas toujours saine à cause des impuretés qu'elle charrie, il cite ensuite à l'appui la Seine, le Gange et le Nil, ces trois foyers de la fièvre typhoïde, du choléra et de la peste?

En nous résumant, si on jette un coup-d'œil sur les analyses des rivières et des fleuves, on pourra juger qu'en général leurs eaux sont potables, et d'autant plus que leur cours est plus rapide, mais qu'elles sont d'une variabilité extrême dans leur composition, leur température, leur limpidité, etc. Ces variations peuvent être assez grandes pour faire, des eaux les meilleures en temps ordinaire, une boisson complètement impotable. A ce point de vue donc, on doit toujours, surtout pour les grandes distributions d'eaux, préférer celles de source, éminemment caractérisées par la constance de leurs propriétés et de leur composition.

Nous avons été heureux de voir que cette opinion, qui est ressortie pour nous avec évidence des études et des considérations précédentes, était aussi celle à laquelle M. Dumas a donné tout son assentiment à propos des approvisionnements d'eau de la ville de Paris. C'est encore celle que M. Dupasquier a si bien développée dans son excellent ouvrage sur la *comparaison des eaux de source et des eaux de rivière;* c'est aussi celle que paraît partager M. Terme, qui s'est beaucoup occupé de la distribution des eaux aux grandes villes, quand il fait observer que partout où les populations jouissent des eaux de source, elles se déclarent satisfaites; qu'elles réclament, au contraire, partout où elles boivent l'eau des rivières. On n'a pas tenu assez de compte de ces faits quand on a eu à approvisionner d'eau les grandes cités.

ARTICLE SIXIÈME.

Des eaux de canaux, de fossés et de drains.

Les eaux des canaux sont empruntées aux rivières, ou proviennent de la dérivation artificielle d'une infinité de petits ruisseaux ou torrents, dont les eaux allaient auparavant se perdre dans les grands fleuves ou dans la mer, et que l'on dérive, soit dans les canaux eux-mêmes, soit dans de grands réservoirs destinés à leur alimentation. Les origines de ces eaux sont donc tantôt celles de rivière, tantôt celles de pluie. Mais encaissées entre des berges rapprochées, profondes et souvent garnies de végétaux, ne possédant qu'un courant peu rapide qui permet leur croupissement et la venue des plantes aquatiques, recevant latéralement des torrents bourbeux qui les salissent d'autant mieux que leur masse est plus considérable, ces eaux constituent en général une mauvaise boisson. On ne s'est, en France, occupé que de la composition d'un très-petit nombre. Celles du canal d'Hazebrouk (Alsace) contiennent $0^{gr},685$ de résidus fixes, sur lesquels le carbonate de chaux et celui de magnésie sont pour $0^{gr},16$ seulement, les sulfates et les chlorures pour $0^{gr},32$ et les matières organiques pour $0^{gr},03$: on voit que ce sont là des eaux impotables. Les eaux du canal de Bercy donnent $0^{gr},4034$ de résidu fixe, dont $0^{gr},193$ de carbonate de chaux, et jusqu'à $0^{gr},12$ de phosphate de soude; enfin, $0^{gr},686$ de sulfates, chlorures et carbonates alcalins, et des matières organiques.

Les eaux du canal du Midi, et surtout celles du canal de la Robine, qui passe à Narbonne, doivent être plus pures, parce qu'elles sont beaucoup plus rapides.

Mais on s'est, à propos de ces eaux, plus spécialement occupé des matières d'envasement et de croupissement.

M. Gauthier de Claubry [1] a trouvé dans les boues du canal Saint-Martin, à Paris, du sable, du gravier, des coquillages, des substances végétales et animales, des matières divisées, noires, boueuses, d'une forte odeur marécageuse, perdant souvent 8 à 38 p. °/₀ par la calcination. Le savonnage qui se fait sur ses bords, le passage des bateaux qui soulèvent les vases, les déjections des mariniers et les fonds de câle, enfin, par-dessus tout, le croupissement de ces eaux, contribuent puissamment à les rendre dangereuses.

M. Robierre [2] a trouvé dans les eaux d'un barrage fait sur le canal de Bretagne, dans la ville de Nantes : — 1° que la quantité d'ammoniaque peut s'y élever jusqu'à 49 milligr. par litre pendant l'été et près du fond ; — 2° que tandis que l'eau est très-fortement ammoniacale au contact des boues inférieures, elle l'est dix fois moins à la surface; — 3° qu'il y a aussi, du bas en haut, une différence très-notable dans la densité et la température, et que le courant ne semble avoir lieu que près de la surface de l'eau.

Après ce qui vient d'être lu, on comprendra pourquoi nous ne conseillons pas l'usage de ces eaux, nous réservant toutefois de faire quelques restrictions pour celles des grands canaux larges, rapides et bien entretenus. Encore sont-elles, plus que celles des fleuves eux-mêmes, sujettes à de brusques variations de composition, et plus souvent que toutes autres bourbeuses et chargées de matières organiques.

Les eaux des fossés, qu'elles proviennent de l'arrosement des prairies ou qu'elles soient entretenues par les eaux pluviales des campagnes, les écoulements des surfaces submergées ou les filtrations des drains, sont toujours d'un goût douceâtre et marécageux, qu'elles tiennent des sels qu'elles dissolvent et des matières organiques dont elles se sont chargées. D'ailleurs, ces eaux ne peuvent se renouveler

[1] Annales d'hygiène et de médecine légale, T. XXI.
[2] Compt.-rend. Acad. scienc., T. XLVIII, p. 462.

assez souvent pour qu'elles ne deviennent croupissantes et nauséabondes, sous l'influence de la décomposition des matières organiques enlevées aux terres végétales, activée de l'action de la lumière solaire et de la chaleur qui s'exerce d'une manière continue sur de petites masses. Il faut donc par conséquent s'en abstenir. Leur histoire devrait plutôt se placer à côté de celle des eaux marécageuses; aussi nous renvoyons à cet article pour montrer les graves inconvénients qui résultent de leur emploi.

ARTICLE SEPTIÈME.

Des eaux de montagnes.

EAUX DES NEIGES ET DES GLACIERS, TORRENTS ET LACS.

On ne peut séparer l'étude des diverses eaux de montagnes. Elles proviennent toutes de la même origine, la fonte des neiges ou des glaces; toutes elles ont une composition chimique et des qualités physiques et hygiéniques analogues. Quoiqu'il puisse paraître tout d'abord que les eaux des lacs seraient mieux placées, peut-être, parmi les eaux stagnantes, je ferai remarquer que ces grands bassins ne sont autre chose que les réservoirs des pluies, des torrents et de toutes les eaux courantes des montagnes, et que, d'ailleurs, on ne pourrait avec justesse considérer comme stagnantes de grandes masses d'eau agitées sans cesse et brassées par les vents et les courants, communiquant quelquefois des unes aux autres, souvent parcourues par de grands fleuves, comme les lacs de Genève, de Constance ou de Waldaï, que traversent le Rhin, le Rhône et le Volga, et dont les eaux sont du reste sans cesse fouettées à l'air et agitées de vagues. Un lac n'est donc pas formé d'eaux dormantes; c'est plutôt comme un vaste fleuve qui, recevant sur un même point les nombreux affluents des montagnes, ne peut tenir dans un lit rétréci et se renfle dans une partie de son trajet. Quoi qu'il en soit, placées, comme nous l'avons fait, à la limite des eaux courantes, elles constituent le passage naturel aux eaux stagnantes que nous allons bientôt étudier.

Il existe plus de recherches géologiques ou de simples descriptions littéraires des glaciers, des neiges et des torrents, que d'analyses chimiques et d'études spéciales. Toutefois, nous avons tâché de réunir ici ce qui a été dit d'utile et de positif à propos de notre sujet.

L'eau des montagnes provient de quatre origines différentes : les glaces éternelles qui couvrent les sommets des monts, les neiges, les pluies et les condensations des vapeurs atmosphériques.

Les pluies de ces hautes régions ne diffèrent de celles des pays inférieurs que par leur plus grande pureté et leur désaération. M. Boussingault n'a trouvé que $14^{cc},4$ d'air par litre d'eau de pluie, à 2800^{m} d'élévation dans les Cordillères. Les vents qui en passant sur les mers se sont chargés de matériaux salins, n'arrivent que difficilement à ces grandes hauteurs. Aussi l'atmosphère y est-elle plus pauvre en chlorures, en iodures (Chatin), et les pluies, moins riches en éléments minéralisateurs. Pour ce qui est des matières organiques, l'homme n'a pas apporté encore dans ces pays inhabités les miasmes et la pourriture qui le poursuivent en tous lieux. Les animaux qui y vivent sont en faible nombre et de très-petite stature. Ils ne peuvent, comme les grandes espèces des couches que nous habitons, salir l'atmosphère des flots d'acide carbonique et des exhalaisons organiques de leur respiration et de leurs déjections. Les petits êtres microscopiques que M. Pasteur vient de nous apprendre à découvrir dans l'air des lieux habités, ne s'y rencontrent presque pas. Les bouleversements atmosphériques eux-mêmes, les orages et les pluies s'arrêtent en général au pied des pics, et l'air, toujours serein, y demeure pur d'ammoniaque et d'acide nitrique. En général donc, les pluies de ces régions restent exemptes des matériaux salins, des détritus organiques, des germes aériens, des composés ammoniacaux ou azotiques, et de tous ces miasmes qui s'élèvent continuellement du fumier des grandes agglomérations d'hommes et qui chargent les eaux de nos plaines.

La fonte des neiges est une seconde et plus importante origine des eaux de montagnes. La limite des neiges perpétuelles est en Europe à 2800^m au-dessus du niveau de la mer; en Amérique, d'après M. De Humboldt, à 4800^m seulement; en hiver, presque toute la montagne se couvre de neiges. Leur composition diffère peu de celle de l'eau de pluie. Elles dissolvent et englobent entre leurs cristaux une certaine quantité d'air, qui serait, d'après De Saussure, un peu moins riche en oxygène que l'air atmosphérique. Mais mieux que les pluies elles-mêmes, les neiges entraînent dans ces régions supérieures les quelques corpuscules organisés qui peuvent flotter dans leur atmosphère. Telle est probablement l'origine du protococcus des neiges observé par De Saussure, et d'une foule d'autres végétaux microscopiques, tels que ceux qui ont été décrits par M. W. Schimper dans les neiges colorées en vert ou en rouge du Grimsel et par MM. Bravais et Martins dans celles du Spitzberg, petits végétaux cellulaires qui nous offrent comme les rudiments de la vie qui commence à s'organiser [1].

---

[1] Dans les régions inférieures, les neiges présentent de plus notables impuretés. Depuis long-temps, Berzélius avait remarqué que l'eau qui provient de la fonte des neiges tombées dans les villes possède une saveur nauséeuse et quelquefois une couleur jaunâtre. MM. Pouchet et Joly ont trouvé dans la neige des granules d'amidon, des grains de silice et de calcaire, des baccillaires, des navicules, des bactériums, une matière colorante verte, des graines diverses, des granules de pollen et des sporules de cryptogames.

Outre ces matières organisées, les neiges dissolvent encore dans l'atmosphère des traces de chlorures, de sulfates, d'iodures, etc., comme l'ont démontré MM. Meyrac, Chatin et Marchand. Le mélange continuel des diverses couches atmosphériques transporte ces sels, en faible quantité toutefois, de la surface de la mer jusqu'au sommet des monts, où ils vont fournir les aliments minéraux indispensables au petit nombre d'animaux et de plantes qui habitent ces régions élevées.

Les glaciers sont la quatrième et la plus importante origine des eaux de montagne. Ces immenses amas d'eau cristallisée sont les réservoirs sublimes où la nature met en provision les eaux qu'elle destine à l'entretien des lacs et des fleuves. C'est ainsi que, dans les Alpes, de la seule cîme de glace du Mont-Blanc partent à la fois le Rhin, le Rhône, le Tésin, et les mille torrents qui vont former plusieurs des grands lacs de la Suisse et du nord de l'Italie.

Quel que soit l'état du ciel, les glaciers présentent toujours une teinte bleue d'azur ou bleu-verdâtre. Agassiz a démontré que la couleur bleue est la vraie teinte réfléchie par ces masses, et que si elles sont quelquefois incolores, il faut l'attribuer aux bulles d'air interposées entre les diverses couches des cristaux. 500 gr. de glace des glaciers blancs lui ont fourni $7^{cc},5$ d'air, il n'en a trouvé que $0^{cc},5$ dans la même quantité de glaces bleues. Les glaciers de la Norvège et de la Suisse, au dire de M. Durocher et de M. Martins, ceux de l'Amérique et de l'Asie, d'après De Humboldt et M. Boussingault, possèdent toujours et par tous les temps cette belle nuance bleu d'azur.

Les glaciers ne sont cependant pas constitués par de l'eau parfaitement pure. Outre l'air interposé entre leurs diverses couches, ils contiennent encore des sels et sont riches en matières organisées.

M. Grange [1] a retrouvé dans les eaux recueillies par lui-

[1] Compt. rend. Acad. sciences, T. XXVII, p. 358.

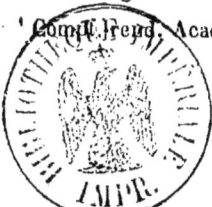

même au glacier du Glezin, à 2259^m de hauteur, une petite quantité de matières minérales où dominaient les chlorures et les sulfates. Mais le poids des sels dissous augmente à mesure qu'on s'abaisse et qu'on se rapproche des roches qui supportent le glacier.

Quant aux corps organisés, les glaces éternelles sont, moins encore que toute autre espèce d'eaux, dénuées d'êtres vivants. Dans ces hautes régions, M. Désor a signalé le premier l'existence des puces des glaciers (*desoria glacialis*), dont les petits corps brunâtres ternissent souvent la surface polie des glaçons; et E. Colomb fait avec raison cette remarque, qu'il faut bien que tous ces petits êtres trouvent, même à cette altitude, des débris d'animaux ou de plantes dont ils puissent se nourrir. Or, si l'on réfléchit maintenant que tout ce petit monde vit, fonctionne, se reproduit chaque année, meurt et laisse là ses dépouilles, que chaque année le glacier tout entier s'abaisse par sa base, tandis qu'une nouvelle assise se forme à sa surface, que par conséquent chaque mince couche annuelle devient le tombeau de toute une génération, et que le glacier s'est ainsi constitué de tout temps et dans toute son épaisseur, on restera convaincu de l'importance que, même dans ces grands amas d'eaux qui nous paraissent très-pures, la masse de la matière et des détritus organiques doit jouer un rôle très-important.

C'est de la base de ces montagnes d'eau que partent les *torrents*, origines des grands fleuves et des lacs. Chaque glacier a, vers sa partie inférieure, une ou plusieurs bouches; chacune est l'ouverture d'une sorte d'antre voûté, d'où s'élance un flot impétueux d'eau bourbeuse, qui contraste avec la limpidité des glaces dont elle provient. L'eau de la fonte des glaciers ne peut, en effet, s'écouler de leur surface gelée, qui tend, bien au contraire, à condenser sans cesse les vapeurs atmosphériques ambiantes.

Mais, réchauffée par la chaleur terrestre, sa base fond
sans cesse, et l'énorme masse, oscillant sur cette couche
liquide, broie la montagne et mêle à son eau de fusion les
débris des roches sur lesquelles elle s'appuie. C'est de ces
eaux fangeuses, de couleur grise ou noirâtre selon la nature
des poussières minérales qu'elles charrient, que se forment
les torrents. Ceux-ci, s'ils viennent à s'écouler dans le sein
des fleuves, en troublent à jamais la limpidité. C'est ce qui
arrive pour les eaux du Rhône, bleues et transparentes au
sortir du lac Leman, grises et ternes après leur jonction
avec l'Arve, à trois kilomètres à peu près de Genève.

Les torrents emportent donc les matériaux que nous avons
vu entrer dans la composition des glaciers, c'est-à-dire des
traces de chlorures, de sulfates, de silicates de potasse et
de soude, de magnésie et de chaux; un peu d'air dissous
en moindre quantité que dans les plaines[1]; enfin, de la
matière organique.

En descendant des lieux élevés, ces eaux se chargent
peu à peu des matières.solubles qu'elles rencontrent sur les
divers terrains où elles coulent; elles s'aèrent de plus en
plus, tempèrent leur fraîcheur, et passent ainsi petit à petit
à l'état d'eaux potables.

Les diverses analyses qui ont été faites de l'eau des montagnes, s'appliquent surtout aux pays envahis par le goître,
et présentent en excès certains éléments auxquels on a
voulu rattacher cette maladie. Ainsi, **M. H. Demortain** et
M. Grange ont trouvé comme seuls éléments constants et
de notable quantité, le premier, le sulfate de chaux dans les
eaux de la Lombardie; le second, les composés de magnésie
dans celles de la vallée de l'Isère. **M. Chatin** a noté que la
quantité d'iode dissous y est excessivement faible. D'autres,

[1] M. Boussingault n'a trouvé dans les eaux du torrent de Mon-
tuosa-Rasa, à 2800m d'altitude, que 10cc,2 d'air et 3cc d'acide carbonique par litre.

enfin, se sont surtout préoccupés de la présence des matières organiques. Nous analyserons ces recherches quand
nous traiterons de l'étiologie du goître.

M. Grange [1] a suivi pas à pas, pour les torrents de
l'Isère, les transformations dans la quantité et la nature des
matières dissoutes. Il a fait voir qu'à mesure que les eaux
descendent des sommets, les chlorures de sodium et de magnésium, les sulfates de soude, de potasse, de chaux et de
magnésie diminuent relativement à la masse du dissolvant.
Dans les eaux qui coulent sur les terrains talqueux et an-
thracifères, ces sels forment 25 à 30 % de résidu fixe,
les carbonates en représentent les 36 à 47 centièmes. Dans
celles des terrains crétacés, les chlorures et les sulfates
diminuent considérablement au profit du carbonate de chaux,
et dans les terrains dolomitiques, au profit de celui de
chaux et de magnésie.

Du reste, voici quelques analyses de ces eaux ; on
pourra suivre les variations considérables qu'elles subissent
au fur et à mesure de leur trajet sur ces divers terrains.

Torrents de la vallée de l'Isère (par M. GRANGE).

Terrains talqueux.

	EAU PRISE A 2259ᵐ DE HAUTEUR au glacier du Glezzin.	MÊME EAU PRISE A 678ᵐ DE HAUTEUR.
	gr.	gr.
Chlorure de magnésium	0,0043	0,0118
— de sodium	0,0037	0,0059
Sulfates de soude et de potasse..	0,0035	
— de chaux	0,0018	0,0163
— de magnésie	»	
Carbonᵗᵉ de chaux	0,0047	
— de magnésie	0,0001	0,0315
— de fer	»	
Acide silicique et alumine	0,0020	0,0090
Résidu fixe pour un litre	0,0201	0,0753

A 1500ᵐ de hauteur, le poids du résidu fixe était de 0ᵐ,0585.

[1] Compt.-rend. Acad. sciences, T. XXVII, p. 358.

	Terrains crétacés.	Terrains anthracifères
	EAUX DE LA TROUCHE, 316ᵐ DE HAUTEUR.	RUISSEAU DU GONCELIN, 284ᵐ DE HAUTEUR.
	gr.	gr.
Chlorure de magnésium..........	0,0065	} 0,0203
— de sodium.............	0,0026	
Sulfates de soude et de potasse...	0,0147	0,0325
— de chaux..............	traces	0,0058
— de magnésie...........	0,0110	—
Carbonᵗᵉ de chaux..............	0,1800	} 0,1475
— de magnésie............	0,0003	
— de fer.................	»	—
Acide silicique et alumine........	0,0016	0,0022
Résidu fixe par litre............	0,2167	0,2073

L'eau des torrents, presque pure à son origine, s'en-richit donc peu à peu en matières minérales ; et quand elle arrive au fond des vallées pour y former les lacs, elle est définitivement constituée par les eaux primitives du glacier avec toutes ses impuretés, une partie de la roche sur laquelle reposent les glaces, les gaz et les sels qu'elle a enlevés à l'atmosphère et aux terrains où elle a coulé, et les matières animales et végétales qu'elle a reçues pendant son trajet. Ainsi formée, l'eau des lacs laisse déposer ses matériaux insolubles, dissout encore un peu d'air et constitue dans les pays sains une excellente boisson. On verra (*IIᵉ Partie*) qu'on a attribué un rôle important dans l'hygiène des popu-lations de ces contrées aux diverses substances contenues dans ces eaux ; aussi nous avons tenu à décrire avec quel-ques détails leur origine et celle des matières qu'elles dis-solvent. Cette étude avait bien, du reste, son intérêt au point de vue purement scientifique.

Quelle est la valeur des eaux de montagne ? « Les eaux » qui proviennent de la fonte des neiges et des glaces », nous dit Hippocrate, « sont toutes mauvaises. Une fois » qu'elles ont été congelées, elles ne retrouvent plus leurs » qualités premières ; ce qu'elles avaient de doux, de lim-» pide, de léger, se perd et disparaît.... Je regarde les

» eaux de neige et de glace comme les plus mauvaises pour
» quelque usage que ce soit [1]. »

Il nous paraît toutefois qu'il faut faire ici des distinc-
tions.

Si les eaux sont prises au glacier lui-même, elles constituent une boisson pure, limpide, mais insipide, désaérée,
glaciale, et partant lourde et indigeste. Cependant les
voyageurs peuvent la boire sans inconvénient, au moins
pendant quelques jours. La basse température tient en
quelque sorte lieu dans cette boisson glaciale de l'action
tonique des sels et de l'aération. Du reste, elle flatte peu
le goût. « Nous buvions, dit M. Boussingault [2], à 4700m,
» sur le pic de Tolima, de cette eau de neige fondue; elle
» nous paraissait, ainsi qu'aux guides, assez désagréable. »
Quant à son action hygiénique, il est de notoriété que les
eaux de la fonte des glaces donnent des coliques et des enflures dans les glandes à ceux qui en font usage.

Les eaux des torrents, moins pures que les précédentes,
pourront, selon les cas, devenir ou plus saines ou plus
dangereuses qu'elles. Si elles passent sur des terrains
gypseux et anthraciteux, elles s'y chargeront de sulfates
qui se décomposant en partie en sulfures, les rendront peu
agréables à boire; si elles coulent dans des vallées profondes, entourées de hautes forêts, abritées de l'action
vivifiante des vents et de la lumière, elles pourront s'y
imprégner de miasmes, entraîner et dissoudre des matières
végétales et des déjections animales qui les désaèreront et
leur communiqueront peut-être la propriété d'aller porter
dans toute une vallée le fléau des scrofules, du goître et du
crétinisme. Mais aussi elles pourront s'écouler dans des vallées ouvertes et saines, sur un sol siliceux, carbonaté, qui
les enrichira en matières minéralisatrices utiles; elles y

---

[1] *Des airs, des eaux et des lieux* (trad. Littré).
[2] Ann. de chim. et de phys., T. XLVIII.

dissoudront de l'air pur, tempéreront leur fraîcheur, et, dans ces nouvelles conditions, iront former dans le fond des vallées les lacs de la plus belle et de la meilleure des eaux.

Ces derniers résultent donc de la somme des eaux des torrents qui participent à leur formation. Seulement, par leur agitation continuelle dans des régions moins élevées, ces eaux s'aèrent, déposent les sels terreux insolubles qu'elles tenaient en suspension, cèdent aux êtres vivants qui les habitent les matières organiques qu'elles avaient ramassées dans les vallées, perdent de leur température glaciale, et deviennent ainsi peu à peu limpides, saines et agréables.

La couleur des lacs est bleue ou bleue verdâtre. D'après H. Davy, qui avait observé ceux de la Suisse, dès que leur couleur passe du bleu au vert ou au jaune, c'est que leur eau s'est imprégnée de matières végétales (voy. *Couleur des eaux*). Le lac Lioson (canton de Vaud), provenant des neiges de la *Tête-de-moine*, est d'un beau bleu d'azur. Le lac de Genève, alimenté par les eaux du Valais, a la même couleur. Le Bachalp-Sée, qui reçoit les eaux du Faulhorn à une altitude de 2275^m, est d'une teinte vert-jaunâtre. Le lac de Brienz reçoit à travers l'isthme d'Interlacken les eaux du lac de Thun; celui-ci est d'un beau bleu, tandis que le premier est vert-pistache [1] : sa teinte est probablement altérée par la présence des végétaux. Ce sont quelquefois au contraire des milliers de petits infusoires qui leur impriment des variations de couleur très-diverses : ainsi, De Candolle avait observé une teinte rouge qui se reproduisait chaque année au printemps dans le lac de Morrat (Suisse). Il reconnut qu'elle était due à la présence d'une oscillaire, l'*oscillaria rubescens*. En un mot, chaque fois que la couleur réfléchie par l'eau en grande masse passe au vert ou à toute autre

---

[1] Martins, Compt.-rend. Acad. sciences, T. XXIV, p. 545.

teinte, on peut y affirmer la présence d'une matière organique [1] le plus souvent vivante.

On a fait très-peu d'études chimiques de ces eaux. La dernière analyse de celle du lac de Genève date de 1808 [2]; en voici les principaux éléments. Résidu fixe pour 1 litre $0^{gr},152$, dont $0^{gr},072$ de carbonate de chaux; somme des sulfates de chaux, de magnésie et des chlorures correspondants : $0^{gr},066$. — M. H. Deville, en analysant avec soin les eaux du Rhône à sa sortie du lac, n'y a pas trouvé de matières organiques, du moins en quantité notable.

Les eaux du lac Leman paraissent donc être d'excellentes eaux potables, et l'expérience le confirme.

Le lac de Grand-Lieu [3], le plus beau de la France (7000 hectares), contient par litre :

$$
\begin{array}{l}
\text{gr.} \\
0,0650 \text{ matières inorganiques.} \\
0,0126 \text{ matières organiques.} \\
\hline
0,0776 \text{ résidu fixe.}
\end{array}
$$

Celles du lac de Gérardner, dans les Vosges, sont parfaitement limpides, incolores, vives et agréables à boire. Elles ne laissent presque aucun résidu, si ce n'est un peu de matière organique et de silicate de potasse. On peut dire qu'elles sont le type des eaux naturelles les plus pures [4].

Dans tous les cas, les lacs, fussent-ils alimentés par des torrents suspects, offrent la meilleure boisson de ces pays élevés. A mesure, en effet, que les eaux sont battues à l'air, elles paraissent laisser peu à peu se dissiper les miasmes qu'elles auraient pu dissoudre. M. Boussingault [5] ne nous

[1] H. Davy, Bory Saint-Vincent, Arago, M. Martins, M. Durocher s'entendent tous à ce sujet. Les expériences directes de M. Tinkdoll et de M. Colladon ont confirmé que la vraie couleur réfléchie par l'eau pure est le bleu verdâtre.

[2] Elle est due à Tingry.

[3] Loire-Inférieure; analyse de Bobierre et Moride.

[4] Braconnot (voir Annuaire des eaux de France).

[5] Ann. de chim. et de phys., T. XLVIII.

cite-t-il pas certains torrents des Cordillères, celui de Chicamocha, par exemple, qui perdent, en descendant dans les
régions inférieures, la propriété fâcheuse de provoquer le
goître endémique ? L'agitation continuelle de ces eaux, en
même temps qu'elle les purifie, les aère, les tempère dans
leur fraîcheur, les mélange dans toute leur masse. Les détritus de la roche qui salissaient les torrents, tombent au
fond des lacs qui n'offre plus bientôt que des eaux limpides,
agréables à boire et saines le plus souvent, quoique en
général un peu pauvrement minéralisées.

Telles sont les eaux de montagne. Presque absolument
pures quelquefois, elles dissolvent plus généralement une
petite quantité de sels ; mais, selon les terrains qu'elles parcourent, elles peuvent être être aussi chargées de sulfates de
magnésie, de chaux, de matières organiques. Leur température est souvent glaciale, leur aération incomplète, leur
goût très-variable.

Conseillerons-nous ces eaux pour la boisson? La réponse
sera complexe comme le problème.

En général, l'eau des montagnes est trop privée d'air,
trop pure si elle a roulé sur les roches de granit, de quartz,
de protogine, etc., souvent trop chargée de sels de chaux et
de magnésie, dans le cas contraire; ou bien elle a coulé à
travers des vallées profondes et mal insolées, où elle a
pu acquérir des propriétés délétères. Mais d'autres fois
aussi, et nous voulons parler plus particulièrement de l'eau
des grands lacs, elle peut constituer une boisson aussi
saine que délicieuse. Absolument parlant, nous préférons
toutefois l'eau de nos plaines aux eaux trop fraîches, trop
vives, et quelquefois insalubres et toxiques des régions montagneuses.

8

SECTION DEUXIÈME.

DES EAUX STAGNANTES.

Les eaux stagnantes, à cause même de leur état de repos et de la difficulté de leur renouvellement, ne sauraient, en général, constituer pour l'homme qu'une boisson médiocre. Aussi ne devons-nous parler que de celles qui peuvent quelquefois, et comme par exception, présenter les qualités d'eaux potables. Leur étude est moins destinée à en conseiller l'usage qu'à en montrer le danger.

Parmi les eaux stagnantes qui sont bues dans certains pays, nous avons à noter :

1° Les *eaux de puits,* qui peuvent dans quelques cas présenter les qualités des bonnes eaux potables ;

2° Les *eaux d'étangs et de marais,* qui sont bues dans des contrées peu favorisées : le pays de Caux, la Bresse, certains plateaux de la Russie centrale, la Nouvelle-Zélande, par exemple, mais qui représentent toujours une boisson de qualité très-inférieure dont l'emploi n'est que trop souvent pernicieux.

ARTICLE PREMIER.

Des eaux de puits.

Malgré le juste sentiment populaire qui répugne à l'usage habituel des eaux de puits, il existe une foule de pays où ces eaux constituent la boisson exclusive des habitants. Dans plusieurs villes de l'Allemagne éloignées des grands fleuves, on ne boit presque que l'eau des puits. Il y a un siècle que la ville de Reims devait l'état misérable de ses habitants à l'usage de ces eaux; à Rodez, à Strasbourg, à Liège, à Orléans même, on s'alimente encore presque exclusivement d'eaux de puits [1].

En général, les populations se sont agglomérées dans les plaines fertiles et sur les bords des grands cours d'eau ; mais, dans les pays sablonneux ou arides, le défaut de toute autre boisson a fait une nécessité de l'usage des eaux de puits. Aussi voyons-nous les premiers puits historiques creusés dans les déserts [2].

Plus tard, l'homme, toujours ennemi de ses intérêts réels, a pensé, pour la commodité de ses besoins de tous les instants, à rechercher partout, dans le sol qu'il habite, cette eau qui lui est si nécessaire. Le puits est passé alors des pays arides dans les pays fertiles et arrosés, des campagnes dans les villes.

Dans les cas les plus ordinaires, placé au centre de l'habitation, souvent dans le lieu le plus malsain et le plus abandonné, il est soumis dans ces conditions nouvelles à toutes les causes qui peuvent en rendre l'eau insalubre. Son mur, bâti le plus souvent de maçonnerie formée de pierres calcaires réunies par du mortier, charge continuellement les mêmes eaux d'une quantité surabondante de carbonate et surtout de sulfate de chaux. Les sels de magnésie, l'alumine, la silice, empruntés au terrain, viennent encore accroître la quantité des substances malsaines. Les infiltrations, soit

---

[1] Jusque vers la fin du XVᵉ siècle, la ville de Montpellier était aussi dans le même cas. Quoique les eaux de ses puits fussent de qualité inférieure, certains d'entre eux étaient cependant plus recherchés. Ils ont laissé leurs noms à quelques rues : *rue Puits-des-Esquilles*, *rue Puits-du-Temple*, *rue Puits-du-Palais*. Leur distribution s'en faisait au moyen de tonneaux fermés portant le sceau des consuls de la ville. Ces eaux étaient séléniteuses.

[2] « Les Philistins, jaloux de la prospérité de la famille d'Isaac, » bouchèrent tous les puits que les serviteurs d'Abraham, son » père, avaient creusés, et les remplirent de pierres. » (Genèse, chap. XXVI, vers. 15.) — Nous avons dit que, dans son voyage en Barbarie, Schaw ne fut pas peu surpris de trouver des puits d'une profondeur énorme creusés par les habitants du Sahara.

des cours d'eau les plus prochains, soit des pluies, soit aussi
des eaux ménagères, à travers un sol rempli de débris de
matières organiques et de toutes les ordures que l'homme et
les animaux accumulent toujours autour de leur demeure,
viennent seules renouveler ses eaux déjà si impures.

Il est facile de démontrer la réalité des infiltrations à travers le sol, et l'entraînement dans les puits des immondices
diverses qu'elles y ont dissoutes. Les puits de Paris contiennent, d'après M. Boussingault, une forte quantité de carbonate
d'ammoniaque bien supérieure à celle qui salit les eaux de
la Seine : ainsi l'eau de ce fleuve, prise au pont de la Concorde lui a donné $0^{gr},12$ de ce sel par mètre cube; tandis
que l'eau d'un puits rue Parc-Royal contenait $1^{gr},52$ pour
la même quantité; celle d'une maison quai Mégisserie,
$30^{gr},33$, et place de la Bastille, $34^{gr},35$. Il est, du reste,
une remarque faite depuis long-temps : c'est que les bou-
langers emploient ces eaux de préférence à toutes les autres
pour faire lever la pâte.

En 1852, M. A. Chevalier[1] trouvait que les eaux de
puits de la ville de Cette sont saumâtres, qu'elles contiennent du sel marin et une matière animale qui leur donne
une saveur nauséeuse : preuves évidentes de l'infiltration à
travers le sol des eaux de la mer, qui sont cependant à plus
d'un kilomètre des puits de la ville[2].

[1] *Voy.* les Annales d'hygiène de cette année.
[2] Il est impossible de nier l'infiltration des eaux même à travers un sol formé de terrains tassés et non stratifiés, quand on lit
le fait suivant :
« Il y a quelques années que plusieurs personnes, habitant des
maisons contiguës à une fabrique de papiers peints, à Paris, ayant
été prises de violentes coliques et de vomissements, M. Braconnot
fut consulté pour en rechercher la cause. Il démontra, dans les
eaux de puits de ces habitations, la présence d'une notable quantité
d'arsenic que les eaux de pluie avaient entraînée du sol de la
fabrique, à une assez grande distance, dans les puits des maisons
voisines. » (*Ann. d'hyg. et méd. lég.*, T. XX, p. 90.)

TABLEAU SYNOPTIQUE

D'ANALYSES DE DIVERSES EAUX DE PUITS.

	PUITS DE RHEIMS (MAUMENÉ).			PUITS DE RODEZ (BLONDEAU).		BESANÇON (DEVILLE).	PARIS (LASSAIGNE).
	Jardin de l'Hôtel-Dieu.	Puits de Bethléem.	Puits de Paris.	Eaux potables. Puits du Séminaire.	Eaux impotables. Puits Place Magdelaine.	Eaux estimées. Puits de la Grand'-Rue.	Eaux impotables. Puits rue Mesières.
	lit.	lit.	lit.	lit.	lit.	lit.	lit.
Gaz pr 1 litre. { Azote	0,018	0,018	0,019	0,023	0,033	0,017	0,019
Oxygène	»	0,004	0,004	0,009	0,010	0,004	0,004
Acide carbonique	0,048	0,012	0,018	0,022	0,043	0,020	0,048
	gr.	gr.	gr.	gr.	gr.	gr.	gr.
Acide silicique	0,043	0,001	0,025	0,006	0,002	0,031	0,025
Alumine	0,006	0,002	0,017	0,035	0,003	0,009	0,017
Peroxyde de fer	0,011	0,0009	0,005	»	»	»	0,005
Carbonate de chaux	0,244	0,162	0,244	0,035	0,065	0,216	0,241
— de magnésie	»	»	»	0,014	0,042	0,009	»
Sulfate de potasse	»	0,002	0,517	0,015	0,022	0,006	0,327
— de soude	0,092	0,021	0,243	»	»	»	0,244
— de magnésie	»	»	»	0,025	0,029	»	»
— de chaux	»	»	0,846	0,017	0,012	0,080	0,846
— d'alumine	»	»	»	0,005	0,056	»	»
Azotate de potasse	»	»	»	0,085	0,235	0,090	»
— de soude	0,049	»	»	0,105	0,075	0,030	»
— de magnésie	»	»	»	0,051	0,145	»	»
— de chaux	0,083	0,003	0,428	0,110	0,014	»	0,428
Phosphate de soude	»	»	»	»	»	»	»
— de magnésie	»	»	»	»	0,021	»	?
— de chaux	0,020	0,0002	»	»	0,047	»	»
Chlorure de potassium	»	»	»	»	»	»	»
— de sodium	0,164	0,029	»	0,012	0,125	0,056	»
— de magnésium	»	»	»	0,020	0,061	0,007	»
— de calcium	»	»	0,304	0,048	0,035	»	0,304
Matières organiques { ulmates, crénates	....	....	0,074	0,006	0,010	?	0,072
matières azotées	0,141	0,022					
Eau de cristallisation	....	....	0,217	»	»	»	»
Résidu fixe pour 1 litre	gr. 0,855	gr. 0,244	gr. 2,725	gr. 0,476	gr. 1,619	gr. 0,534	gr. 2,507

La présence des substances animales putrides, entraînées dans les eaux de puits des habitations, est encore rendue plus dangereuse par le croupissement de ces eaux. Cette condition favorise la concentration de ces matières, ainsi que le développement et la reproduction de celles qui sont douées de vie.

L'eau devient alors un vrai bourbier, où pêle-mêle, dans un milieu immonde, vivent et se multiplient des êtres à demi ébauchés, rudiments d'organisation que le microscope vient de saisir à peine de nos jours, mais avec lesquels l'expérience nous a dès long-temps appris à compter.

Ce n'est pas, en effet, seulement comme boisson peu agréable que l'on a signalé l'eau des puits; c'est de ces eaux vénéneuses que sortent souvent les matières excitatrices de toutes ces maladies que je pourrais appeler avilissantes. J'ai dit qu'il y a une centaine d'années la ville de Reims ne buvait que de l'eau de ses puits impurs; Thouvenel [1] nous apprend qu'elle possédait à cette époque un goîtreux ou un cancéreux sur trois personnes : au bout de quelques années, le nombre en diminua de plus de moitié, quand un honorable citoyen offrit à la ville une partie de ses biens pour faire arriver à Reims les eaux de la petite rivière de Vesle. Nous verrons (IIe Partie) que M. Guipon vient de faire la même observation pour les eaux de puits de l'arrondissement de Laon. Rien de plus commun que de trouver dans ce pays des hypertrophies glandulaires et des dégénérescences cancéreuses de l'estomac en particulier. Toutefois, il faut ajouter qu'il paraît exister des exceptions pour certaines eaux de puits: ainsi, celles de la ville de Rodez, quoique chargées en résidus fixes et peu agréables au goût, n'ont produit aucun effet semblable sur la population.

Dans un intéressant travail sur ces dernières eaux,

[1] Observations sur les eaux potables. (*Mém. de la soc. de méd. et de chir.*, 1777 et 1778.)

M. Blondeau expose les faits principaux qui résultent de ses recherches. Nous ne pouvons mieux faire ici, pour esquisser les traits caractéristiques qui dérivent de l'étude générale des eaux de puits, que de donner un extrait de ce remarquable mémoire.

1º Les eaux de puits peuvent être altérées par la présence des sels ammoniacaux et des matières organiques.

2º Les diverses substances dissoutes par ces eaux sont : la silice, l'alumine, le carbonate de chaux et de magnésie, les phosphates, les sulfates de chaux et de magnésie, l'alun à base de potasse, les chlorures de calcium, de magnésium, de sodium, les azotates provenant probablement des sels ammoniacaux.

3º M. Blondeau pense que ces diverses substances n'exercent pas d'effets nuisibles sur l'économie quand elles se trouvent en petite quantité dans l'eau des puits. Celle qui n'en renferme que 4 à 5 décigrammes par litre peut servir à tous les usages domestiques.

4º Si l'eau contient 1 millième de son poids des matières précédentes, elle peut encore être bonne à boire (M. Blondeau entend par là qu'elle est encore bue par quelques habitants ; elle n'en passe pas moins, même à Rodez, pour une eau de très-mauvaise qualité) ; mais ces eaux cessent de pouvoir servir au blanchissage et à la cuisson des légumes. On doit surtout les rejeter quand elles contiendront $0^{gr},01$ à $0^{gr},02$ de substances organiques par litre.

5º Quand ces dernières matières dépassent ces limites, elles exercent sur l'économie une action funeste, et sont causes de coliques, de dysenterie, et de quelques autres maladies que l'on croirait dès l'abord épidémiques, si on n'en connaissait la source commune.

6º La présence de la magnésie dans ces eaux ne produit pas, par elle-même, l'effet nuisible qu'on lui a attribué. Ainsi, les eaux de Rodez contiennent cinq et six fois plus de sels magnésiens que la moyenne des eaux de la vallée de l'Isère, auxquelles M. Grange attribue de produire le goître endémique, et cependant cette maladie est complètement inconnue dans le chef-lieu de l'Aveyron.

7° L'eau de certains puits possède une saveur terreuse très-désagréable. M. Blondeau l'attribue à l'alumine dissoute à la faveur d'un excès d'acide carbonique. Elle augmente avec cette substance et paraît l'accompagner.

Enfin, nous ajouterons que ces eaux purgent les étrangers qui ne sont pas habitués à son usage.

Après avoir ainsi résumé les conditions générales de la valeur des eaux de puits, je donne ici l'analyse de quelques unes d'entre elles :

Les trois premières sont celles des fameux puits à goître de la ville de Reims; les deux suivantes présentent en regard une très-bonne et une très-mauvaise eau de puits de Rodez; viennent ensuite une eau de puits excessivement recherchée à Besançon et une eau impotable de Paris.

(*Voir* le Tableau ci-joint :)

Les remarques qui précèdent ce tableau nous dispensent de le commenter longuement. L'absence de toute trace de sels magnésiens est extrêmement remarquable dans les puits de la ville de Reims [1]. La quantité des azotates est toujours excessive, même dans les eaux potables des puits de Rodez. Le puits de la place de la Magdeleine en contient plus de 1 gr. par litre. Les sels de potasse existent en quantité très-supérieure à celle que l'on rencontre dans les eaux potables en général. Le sulfate et le carbonate de chaux, les sels de magnésie, la silice, l'alumine, sont les éléments constants; elles contiennent toutes de la matière organique, et plusieurs de notables quantités de phosphates. Les

[1] M. Maumené s'est assuré qu'il n'en existe même pas dans les terrains des environs.

meilleures de ces eaux, celles du puits du séminaire de Rodez et de la grand'-rue de Besançon, sont encore très-inférieures.

Il est cependant des puits dont les eaux fraîches et douces sont extrêmement agréables et saines : je veux parler de ceux qui sont souvent creusés loin de l'habitation de l'homme, en plein champ, entretenus soit par la filtration des pluies à travers un terrain caillouteux ou sablonneux, soit par des sources placées dans le sous-sol, soit aussi par les courants intérieurs. Dans ces derniers cas surtout l'eau se renouvelle sans cesse et doit présenter toujours de bonnes qualités. Ainsi, M. le professeur de géologie, Marcel de Serres, nous a raconté qu'il a, dans sa propriété de Bellevue, près Montpellier, un de ces puits d'une eau exquise : il est d'une profondeur de 45 mètres et creusé dans l'alluvion ancien ; ses eaux paraissent appartenir à une longue rivière souterraine, puisqu'elles apportent souvent des feuilles de châtaigniers qui n'existent qu'à 30 ou 40 kilomètres environ, dans les pays montagneux du nord de l'Hérault. Les puits de la ville d'Orléans paraissent de même être entretenus par des courants du sous-sol, qui communiquent avec la Loire sur divers points : ces eaux sont encore fort agréables, et préférées par les habitants à celles même du fleuve.

Aussi ne voulons-nous pas absolument proscrire les eaux de puits ; mais, d'une manière générale, défions-nous-en, et ne leur donnons leurs titres de noblesse que quand elles auront subi l'épreuve d'une analyse exacte *et d'un long usage*. Dans le plus grand nombre des cas, il nous paraît plus sage de suivre le conseil de M. Grimaud, *de Caux*, qui voudrait qu'on substituât aux puits, dans les habitations, une citerne bien construite, qui pût recueillir ces eaux dont la bonne nature se plaît à nous faire don chaque année, en quantité bien suffisante, pour faire germer et verdir nos récoltes, et satisfaire au-delà à notre boisson journalière.

ARTICLE DEUXIÈME.

Des eaux d'étangs et de marais.

Les eaux d'étangs ou plutôt de mares formées par la réunion des pluies amassées dans les parties les plus déclives des grands plateaux, sur des sols, en général argileux et imperméables, qui ne permettent pas aux plantes de prospérer, et les eaux de marais, qui baignent au contraire dans les bas-fonds des plaines une végétation luxuriante, sont malheureusement dans plusieurs contrées, soit par la disette de toute autre espèce d'eau, soit par l'incurie des habitants, la seule boisson de l'homme.

Tout le pays de Caux, une partie de la Bresse ne s'alimente qu'aux nombreuses mares de ses plateaux. Presque toute la ville de Versailles boit des eaux d'étang que Louis XIV avait exclusivement destinées à la magnificence de ses jardins. Quand on sait qu'en France les marais occupent l'énorme superficie de 450,000 hectares [1], on se fait une idée de la quantité considérable de riverains qui se mettent tous les jours en rapport par l'air et la boisson avec ces immenses foyers d'infection. Sur les bords de notre Méditerranée, toutes les populations chétives de pêcheurs, de chasseurs et de laboureurs, ne s'abreuvent guère qu'à ces eaux croupissantes.

Dans la saison d'hiver, alors que dans la nature tout dort enseveli dans ses germes, et que la rigueur de la température empêche le développement des miasmes et les fermentations, ces eaux, toutes stagnantes qu'elles soient et chargées de débris organiques, n'ont à être bues de désavantage que leur fadeur, leur peu d'aération, et la quantité de leurs sels terreux ou de leurs matières organiques. Mais, dès les cha-

[1] Montfalcon, Hist. des marais.

leurs de l'été et surtout au moment des pluies d'automne,
ces immenses bassins deviennent les récipients naturels de
toutes les impuretés que les eaux ont entraînées sur les
coteaux et dans les plaines. Alors s'y développent en quantité innombrable les germes des végétaux et des divers
infusoires, les produits de décomposition de tout ce monde
microscopique qui meurt ou se renouvelle, les gaz délétères
et les miasmes. A cette époque, ces eaux deviennent pour
l'homme et les animaux les causes actives d'accidents graves
et d'épidémies meutrières.

Nous n'avons pas à traiter ici des maladies engendrées
par l'usage des eaux, nous renvoyons pour cela le lecteur à
la deuxième partie de ce travail; mais nous pouvons d'avance
lui annoncer que la principale cause de l'état cachectique
des populations riveraines des étangs et des marais se trouve
tout autant dans l'emploi de ces eaux que dans l'action des
miasmes eux-mêmes. C'était, comme nous le verrons,
l'opinion d'Hippocrate, de Rhazès, etc.; c'est de nos jours
celle de presque tous les auteurs, et de M. Boudin en particulier. Ce dernier attribue à la boisson de ces eaux non-seulement les fièvres intermittentes, mais aussi les nombreuses
épidémies de dysenterie qu'il a eu l'occasion d'observer.

Nous revenons à la partie chimique de cette étude.
M. Marchand[1], qui a étudié le développement de la matière
organique dans les eaux croupissantes du pays de Caux,
a fait les remarques qui suivent.

Si ces eaux sont exposées à l'action de la lumière et ne
baignent pas de végétaux (c'est le cas des étangs), elles
se recouvrent d'abord de productions vertes ou rouges qui
en envahissent petit à petit la surface; puis, quand la
présence de cette végétation cryptogamique a intercepté en
partie la lumière dans les couches inférieures du liquide,

[1] Compt.-rend. Acad. sciences, T. XXXVII, p. 749.

il se développe au-dessous d'elle une infinité d'animalcules microscopiques. Ceux-ci meurent bientôt; de nouvelles générations se reproduisent, en se succédant ainsi plusieurs fois, tandis que leurs cadavres se déposent au fond de l'eau et s'y putréfient. En même temps que se passent ces transformations, si l'eau contient des sulfates, et c'est le cas le plus commun, sous l'influence des matières organiques, ces sels se décomposent à leur tour, et deviennent une nouvelle cause de production de gaz fétides; il se dégage de l'hydrogène sulfuré, phosphoré, et le liquide devient alcalin.

Si les eaux portent à leur surface des végétaux et les baignent (c'est le cas des marais), un grand nombre d'infusoires naissent au-dessous des feuilles, meurent et se déposent comme précédemment au fond de l'eau. [Parmi les productions cryptogamiques végétales apparaissent surtout des mucédinées, la *Conferva crispata* si envahissante, la *C. bombycina*, la *C. vesicata*, le *Meloseira varians*, l'*Orichalcœa* (Morren); parmi les animaux, de nombreux infusoires de toute espèce, des vibrions, des monades,... et même des insectes, des reptiles, des œufs et des germes de toute sorte, fort intéressants certainement pour le botaniste et le zoologiste, mais encore plus malsains pour l'organisme.

Toutefois, sous l'influence de l'absorption continue produite par la végétation sur les gaz délétères, l'eau ne développe aucune odeur de putréfaction, quoiqu'elle devienne légèrement acide par l'humus qu'elle dissout. C'est, du reste, une remarque faite depuis long-temps, et que j'ai vu souvent mettre en pratique par les amateurs d'*aquarium,* que cette influence réciproque des animaux et des végétaux sur la conservation des eaux qu'ils habitent.

Quoi qu'il en soit, les eaux dissolvent toujours une matière acide, jaunâtre, humoïde, et se chargent d'une sorte d'albumine qui leur communique de la viscosité. Elles acquièrent un goût fade, *marécageux,* et sont, l'été surtout, difficilement supportées par la bouche qu'elles ne sauraient désaltérer et par l'estomac qu'elles fatiguent. Chose remarquable, l'air dissous ne diminue pas de quantité. Sous l'influence des rayons solaires et des productions vertes qui s'y forment, l'oxygène peut même, comme nous le verrons (*Matières organiques*), augmenter par rapport à l'azote : ainsi, il peut aller de 20 à 61 $^o/_o$ (Morren) après une belle journée d'été.

Quant aux gaz produits par la putréfaction, M. Maumené a trouvé, dans les cas extrêmes, pour cent parties de gaz, $48^p,4$ d'hydrogène proto-carboné, $6^p,3$ d'hydrogène bicarboné, $18^p,0$ d'acide carbonique, $14^p,2$ et quelquefois jusqu'à 22^p d'oxyde de carbone. La présence de ce dernier, surtout en aussi grande proportion, pourrait bien contribuer, pour sa part, aux effets délétères de ces eaux.

Pour ce qui est des matières minérales, il ne faudrait pas croire que leur quantité fût exagérée dans les eaux d'étang et de marais : le contraire a le plus souvent lieu, toutefois on possède peu d'analyses. Les eaux des marais de Saint-Brice, près Reims, analysées par M. Maumené, ne lui ont donné que $0^{gr},18$ de résidu fixe dont $0^{gr},17$ de carbonate de chaux. M. Bineau [1] a fait une remarque intéressante à propos des composés de l'azote. Dans les eaux privées de végétaux, celles des mares, des étangs, des lacs qu'il a étudiées, l'ammoniaque n'existe qu'en quantité presque insaisissable ; en revanche, on peut y rencontrer de $^1/_2$ milligramme à $^1/_2$ centigramme d'azotates par litre ; au contraire, dans celles où la végétation prospère, dans les eaux de marais, par exemple, l'acide azotique est remplacé par l'ammoniaque.

En résumé, que ces eaux baignent ou non des végétaux,

[1] Compt.-rend. Acad. sciences, T. XLI, p. 511.

dès qu'elles deviennent croupissantes et sont soumises à l'action de l'air, de la chaleur et de la lumière, elles constituent un vrai cloaque où se développent à l'envi non-seulement les gaz les plus délétères *(oxydes de carbone , hydrogènes sulfuré , phosphorés)* et les miasmes, mais encore, en quantité innombrable, les êtres les plus variés, souvent les plus dangereux. Tout au plus pourra-t-on , si l'on vit dans des pays dénués de toute autre espèce d'eau , détruire les germes et chasser les miasmes par l'ébullition préalable de celles que l'on sera dans la nécessité d'employer. Mais presque toujours l'homme pourra trouver dans les eaux du ciel , ou dans celles qui courent à la surface du sol , une boisson moins dangereuse et plus agréable.

CHAPITRE TROISIÈME.

CONSERVATION ET ÉPURATION DES EAUX.

Après avoir appris à reconnaître les bonnes et les mauvaises eaux, il ne nous reste maintenant plus qu'à dire comment on peut les conserver si elles sont potables, ou les rendre potables si elles ne le sont pas. Ces deux questions sont le corollaire obligé des études précédentes.

Il arrive souvent que l'homme ne peut avoir à sa disposition de la bonne eau en quantité suffisante, et surtout à chaque instant de ses besoins, par exemple dans les pays arides ou dénués de fleuves, sur les vaisseaux, etc. Il peut se faire même que, faute d'eau potable, on soit obligé de recourir à l'épuration de celles-là seules dont on peut disposer : c'est le cas, pour ne citer qu'un exemple bien commun, des villes qui s'alimentent aux eaux, si fréquemment bourbeuses, des rivières qui les traversent. L'étude de la conservation et de l'épuration des eaux est donc, on le voit déjà, d'un intérêt général ; et d'ailleurs, comme le dit M. Malagutti, quand il ne s'agirait que d'améliorer l'état sanitaire d'une seule famille, d'un seul individu, ces questions ne mériteraient-elles pas d'être étudiées?

ARTICLE PREMIER.

Conservation des eaux potables.

La conservation des eaux doit non-seulement ne pas les altérer, mais encore leur permettre de s'aérer, de se rafraîchir, de se corriger même. Ce résultat peut être différemment atteint, suivant les diverses conditions où l'on est placé.

1. CONSERVATION DE L'EAU DANS LES GRANDS RÉSERVOIRS DES VILLES.

L'étude de la conservation de l'eau a surtout de l'intérêt quand il s'agit de celles qui sont destinées à l'alimentation journalière des villes. Je ne puis exposer ici longuement les considérations sur lesquelles on doit se fonder pour établir de vastes réservoirs : leur position, leur capacité, la facilité de leur nettoiement, les matériaux qui doivent entrer dans leur construction ; tout cela ne se rattache que de très-loin aux questions qui nous occupent. Je dirai seulement que les conditions indispensables auxquelles doit satisfaire tout bon réservoir, c'est de tenir l'eau, de pouvoir la conserver fraîche et sans altération, et de permettre sa facile distribution.

Il est toutefois des considérations plus importantes encore, auxquelles on devra toujours avoir égard, si l'on tient à distribuer aux villes des eaux de bonne qualité. Il faut que l'on se persuade bien, et l'étude qui vient d'être faite nous l'a démontré je pense amplement, que la meilleure eau potable contient toujours une petite quantité de matières organiques ; que, de plus, il existe dans l'air des germes dont l'eau est le terrain de fructification et de développement le plus naturel, et que, par conséquent, tout doit être fait en vue d'empêcher les altérations dites spontanées qui résultent de la présence de ces matières.

La première condition sera donc, si l'on a le choix des eaux, de prendre celles qui sont capables de s'altérer le moins, et pour cela des essais préliminaires seront faciles. M. Bouchut [1], qui s'est occupé de cette question à propos de la distribution d'eaux de la ville de Paris, a trouvé que les eaux d'Arcueil et des puits artésiens se conservent mieux, dans les réservoirs, que celles de l'Ourcq et de la Seine ;

[1] Compt.-rend. Acad. sciences, 1861, T. LII, p. 1235.

que l'altération consiste dans le développement de nombreux
infusoires (*navicules, oscillaires, paramécies, anguillules,
daphnés*), dont les générations se succèdent, et les cadavres
tombent et se putréfient au fond de l'eau. Or, quand on
étudie les causes qui favorisent surtout ces productions microscopiques, on reconnaît que leurs excitants naturels
sont l'air, la chaleur, l'électricité atmosphérique et surtout la
lumière [1]. Pour éviter l'action de ces divers agents, le réservoir sera placé sur un monticule au-dessus du niveau de la
ville, pour que les eaux puissent s'écouler par leur propre
poids dans les tuyaux à conduite. Il sera éloigné d'une certaine distance du lieu de distribution, afin d'être soustrait
autant que possible aux émanations et aux germes nombreux
qui salissent toujours l'air que respire une grande population. Il devra ensuite être enfoncé sous le sol à une certaine
profondeur, si l'on veut conserver à l'eau toute sa fraîcheur.
Il restera toujours couvert, de façon à être non-seulement
soustrait au contact de l'air extérieur, de ses poussières et de
ses miasmes, mais encore à l'abri de l'effet vivificateur de
son renouvellement, et de l'action excitatrice de la chaleur
et de la lumière. Il pourra être fait de béton, recouvert de
ciment hydraulique et lissé soigneusement, afin de ne rien
céder de ses matériaux aux eaux qui y séjournent. Il sera
lavé en été au moins une fois tous les mois; il faudra de
temps en temps en assainir l'air, par exemple, au moyen
de vapeurs d'acide sulfureux. Enfin, ni dans le réservoir,
ni dans les tuyaux de conduite, les eaux ne devront être en
contact avec des métaux oxydables en général, et en particulier avec le plomb et le cuivre, qui pourraient leur
communiquer des propriétés malsaines [2].

[1] Bouchut (*loc. cit.*) et Coste, compt.-rend., T. LII, p. 1056.
[2] Il serait ensuite bon, comme on l'a proposé, de distribuer l'eau
dans chaque habitation et à chaque étage par des canalisations
particulières. Ce serait le meilleur moyen de mettre à la disposition

II. CONSERVATION DE L'EAU DANS LES HABITATIONS.

Pour les conditions de la bonne conservation de l'eau dans les ménages particuliers, on devra se conformer aux indications précédentes. Le réservoir de l'habitation sera tenu dans un lieu frais, on y évitera le renouvellement de l'air et l'action de la lumière. On rejettera de sa construction les divers métaux, et surtout le cuivre et le plomb. Les coliques tenaces, les maladies du foie, les paralysies, enfin l'empoisonnement ont été quelquefois la suite de la négligence de précautions à cet égard. Plusieurs membres de la famille de Louis-Philippe furent pris de symptômes continus d'intoxication saturnine, pour avoir bu de l'eau qui passait à travers un tuyau de plomb avant d'arriver dans la citerne où elle était recueillie : on découvrit dans ces eaux $0^{gr},01$ de ce métal par litre (Gueneau de Mussy). Du reste, M. le professeur Béchamp et nous-même avons montré, dans notre analyse des eaux de Balaruc, l'influence des tuyaux de plomb sur l'eau qui n'en parcourt que quelques mètres, et nous avons insisté sur un nouvel inconvénient, la dissolution par les eaux, de l'arsenic qui accompagne toujours ce métal.

On devra éviter aussi l'emploi des réservoirs de bois. M. de Saussure a, depuis long-temps, dit avec raison qu'ils désaèrent les eaux ; ils ont aussi l'inconvénient d'aider à leur putréfaction, comme nous le verrons à propos de la conservation des eaux sur les navires.

Nous pensons que l'on peut employer sans inconvénient les réservoirs de zinc. MM. Chevalier et Artaud [1] ont démontré qu'ils n'ont aucun danger. Les habitants de Neubourg boivent dès long-temps des eaux qui proviennent de

des habitants une eau toujours pure et fraîche. On aurait pour elle un compteur. 20 à 30 litres sont très-suffisants par chaque habitant.

[1] Annales d'hygiène et de médecine légale, T. XX, p. 352.

pluies tombées sur des toits recouverts de zinc, et s'écoulant par des tuyaux de zinc dans des citernes où elles sont souvent cachées sous une couche d'oxyde zincique. Il faut ajouter cependant que tout le monde ne s'accorde pas sur l'innocuité de ce métal.

Toutefois les meilleurs réservoirs sont, sans contredit, ceux d'argile cuite, de pierre ou de grès.

Conservée dans de bonnes conditions, l'eau peut être gardée indéfiniment limpide, pure et agréable. M. Kéraudren [1] assure qu'on a trouvé dans les vieilles ruines des vases de terre contenant de l'eau de bonne qualité, qui y avait été enterrée plus de cent ans auparavant.

III. CONSERVATION DE L'EAU A BORD.

Le transport et la conservation de l'eau à bord des navires sont d'une très-grande importance. L'eau était autrefois et est encore aujourd'hui, sur les petits bâtiments, embarquée dans des futailles de bois; celles-ci l'altèrent avec promptitude. Au bout de très-peu de temps, *toutes les eaux*, et en particulier l'eau de rivière, la plus commune de celles que l'on transporte à bord, subissent une corruption qui consiste dans la production d'une infinité d'infusoires, qui nagent dans le liquide, le louchissent, puis tombent et pourrissent au fond des fûts. Les germes de tous ces petits êtres se sont surtout développés sous l'influence de la matière extractive du bois qui se dissout peu à peu. L'air confiné, la température élevée de la câle, les gaz délétères qui s'en exhalent sous l'influence de la chaleur et de l'humidité, enfin les transitions brusques de température, sont les causes de cette décomposition des eaux dans les futailles placées à bord [2].

[1] Annales d'hygiène et de médecine légale, T. XXXIII, p. 141.
[2] De tout temps les marins ont connu cette altération de l'eau, et les populations maritimes s'en sont préoccupées. Boërhaave avait

On a proposé pour conserver l'eau pendant les longues traversées :

— D'employer les pièces de bois qui ont contenu de l'huile ou du goudron ; mais elles lui communiquent un goût et une odeur désagréables.

— De faire tremper sept à huit jours les fûts dans l'eau de chaux [1] : ce moyen est insuffisant.

— De carboniser l'intérieur des tonneaux. Berthollet proposa ce procédé en 1805 à la classe des sciences mathématiques. Il fut, pour la première fois, mis en usage par le capitaine russe Krusentern, qui en publia le succès dans le journal de Pétersbourg. La carbonisation intérieure des fûts agit de deux manières : elle détruit la matière extractive et s'oppose donc à toute dissolution de substances organiques, et elle sert de préservatif contre la putréfaction spontanée de l'eau elle-même [2]. Ce moyen de conservation de l'eau à bord est encore, de nos jours, un des plus utiles et des moins dispendieux. A ce propos, Berthollet fait une remarque qui est passée trop inaperçue : c'est que cette méthode peut être aussi la meilleure pour conserver les vins et empêcher leur fermentation ultérieure.

— On a proposé d'ajouter à l'eau une petite quantité d'oxyde noir de manganèse (Perinnet); mais ce moyen, insuffisant du reste, donne au liquide une teinte qui invite peu à la boisson.

L'Amirauté anglaise et le Gouvernement français se sont beaucoup préoccupés de la question de la conservation de

déjà proposé d'ajouter à l'eau embarquée une petite quantité d'huile de vitriol, et pendant quelque temps les Hollandais ont suivi ce conseil (Ann. Soc. de méd. et chir., 1776, p. 349). Le docteur Bostock signala plus particulièrement la putréfaction, avec production d'infusoires et dégagement de bulles de gaz de mauvaise odeur, dans l'eau de la Tamise conservée à bord.

[1] La Peyre, Hist. de la Soc. de méd., 1776, p. 349.
[2] Annales de chimie, T. LIX, p. 99.

l'eau à bord. Des dépenses considérables ont été faites en expériences. On s'est actuellement arrêté à la conserver sur les grands vaisseaux dans des caisses en tôle recouvertes de zinc. Ce métal suffit pour garantir le fer contre l'oxydation et préserver l'eau de la teinte jaunâtre, si désagréable à l'œil, que lui communique la rouille tenue en suspension. Elle peut, dans ces conditions, se conserver très-long-temps limpide et agréable.

IV. CONSERVATION DE L'EAU EN CITERNE.

Nous avons dit que, dans certains pays, à Venise, à Cadix, à Neubourg, à Cette, à Vannes et dans presque toute la Bretagne, on boit presque exclusivement l'eau de pluie recueillie en citerne, et qu'on a démontré qu'il tombe toujours sur le toit d'une habitation assez d'eau pour fournir aux besoins de tous ses habitants. Bien conservée, elle constitue une des meilleures eaux potables. Mais il est difficile de construire une bonne citerne, car elle doit réunir tous les avantages des grands réservoirs. Les mieux disposées sont celles de Venise. D'après M. Grimaud, *de Caux* [1], cette ville reçoit 82 centimètres de pluie. Elle contient 2077 citernes, dont 177 sont publiques; elles jaugent ensemble 202735 mètres cubes. Nous croyons être utile en donnant ici, d'après cet auteur, et en quelques mots, la construction de ces réservoirs les mieux disposés qui soient au monde.

Pour faire une citerne vénitienne, on creuse dans le sol un trou de 3 mètres de profondeur (les infiltrations de la lagune empêchent à Venise d'arriver plus bas). On lui donne la forme d'une pyramide évasée, tronquée par son sommet et dont la base regarde le ciel. On maintient les terrains au moyen d'un talus en bois peu altérable. A sa surface intérieure, on dépose une couche d'argile de 30^c d'épaisseur,

---

[1] Compt.-rend. Acad. sciences, 1861, T. LI, p. 123.

parfaitement bien lissée : elle est destinée à empêcher la
végétation du sol de venir puiser dans l'eau de la citerne.
Au fond de cette cavité quadrangulaire, on place une pierre
circulaire, que l'on excave légèrement. Celle-ci sert de
base de sustentation à un puits que l'on construit dans le
centre du réservoir, d'après la forme circulaire des puits
ordinaires, et en se servant de briques sèches parfaitement
ajustées; on a seulement le soin de percer circulairement
celles du fond. Le puits étant prolongé jusqu'au niveau de
l'excavation, il reste entre le cylindre formant le puits et le
réservoir pyramidal un espace que l'on remplit avec du
sable de mer bien lavé. A chaque angle supérieur de la
pyramide sont placées ensuite des pierres creuses (*casetoni*),
communiquant entre elles par une rigole de pierre. Le tout
est recouvert par le pavé ordinaire qui s'incline vers les
casetoni pour y laisser écouler les eaux pluviales, qui de
là filtrent à travers le sable et se rendent par le bas dans
le puits de la citerne. Celui-ci est toujours fermé d'une
pierre circulaire, qu'on enlève quand on veut puiser de
l'eau.

On conçoit que l'eau se conserve parfaitement pure dans
ces réservoirs modèles, et qu'ils seraient une vraie fortune
qui remplacerait avantageusement dans nos habitations les
eaux dures et croupissantes de nos puits ordinaires. Mais
on devrait, selon nous, creuser la citerne un peu plus profondément pour y conserver l'eau plus fraîche, recouvrir
le battis de bois de ciment imperméable, enfin ajouter
un peu de craie, qui se dissoudrait à la faveur de l'acide
carbonique que contient toujours l'eau de pluie. Avec ces
précautions on aurait partout et toujours une boisson délicieuse en suffisante quantité.

V. AÉRATION DE L'EAU.

On doit aussi se préoccuper de l'aération dans la conservation de l'eau. Elle sera toujours suffisamment aérée si on la tient à l'abri de l'échauffement et de l'action des matières organiques. Les divers filtres dont nous allons bientôt parler doivent toujours tendre à lui conserver sa légèreté. Si elle est privée d'air, on pourra la battre, l'agiter ou la faire tomber en gouttelettes dans les fontaines domestiques, ou bien la réduire en poussière au moyen de volants, avant qu'elle n'entre dans les grands réservoirs des villes.

VI. RAFRAÎCHISSEMENT DES EAUX.

Enfin, tout moyen de conservation des eaux, surtout en grande masse, doit tendre d'autant plus à la conserver à une température constante de 8° à 12°, qu'elle ne sera que très-faiblement influencée par son parcours à travers de longs tuyaux de distribution. On satisfera à cette importante condition en enfonçant profondément le réservoir au-dessous du sol.

Le rafraîchissement de l'eau dans les pays chauds est une condition indispensable de ses bons effets hygiéniques. On pourra la tenir au frais, soit en la trempant l'été dans les eaux de puits, soit en la conservant dans les vases de terre poreuse, dits *alcarazas,* ou entourés de linges mouillés et soumis à l'évaporation dans un courant d'air. Du temps de Galien, on rafraîchissait les eaux en Égypte en recouvrant les cruches de feuilles de vigne et de laitue, qu'on arrosait d'eau et qu'on suspendait aux fenêtres. Du reste, ces noms d'*alcarazas* et de *bardacks* sous lesquels sont désignés les vases à rafraîchir, nous viennent tous des pays chauds.

Tels sont les moyens qu'il faut employer pour conserver

et boire une boisson hygiénique et agréable. Mais dans bien des cas on ne peut avoir d'eaux potables qu'en leur faisant subir une purification qui en permette l'usage : c'est ce dont nous allons maintenant nous occuper.

ARTICLE DEUXIÈME.

Épuration des eaux.

L'eau peut être de plusieurs manières impropre à la boisson. Elle peut être trouble, bourbeuse ; elle peut être salie par des matières organiques ou retenir des miasmes ; elle peut dissoudre en excès des matières salines. Un mode d'épuration différent convient dans chacune de ces conditions.

I. ÉPURATION DES EAUX PAR LA PRÉCIPITATION DES MATIÈRES TERREUSES.

Si les eaux tiennent en suspension des sels terreux insolubles, si elles sont salies par le limon du débordement des fleuves ou par la vase des torrents, on doit, avant toute autre chose, recourir au repos de l'eau, laisser déposer les matières salines, et livrer ensuite ou filtrer ces eaux incomplètement clarifiées. Les matières limoneuses, souvent en quantité considérable ($0^{gr},5$ à 1^{gr} et 2^{gr} par litre), ne se déposent malheureusement, quand on agit sur de grandes masses, qu'avec une extrême lenteur. Ainsi, d'après les recherches de M. Leupold sur les eaux de la Garonne et de M. Terme sur celles du Rhône, ce n'est qu'au bout de six jours que l'eau mise au repos devient presque claire ; mais après dix jours elle n'est pas encore parfaitement limpide : or, on ne saurait attendre tout ce temps pour livrer à une ville tout entière les eaux indispensables à sa consommation. On est donc obligé de les filtrer ; mais elles deviennent alors un embarras considérable pour les pores de l'appareil qu'elles embourbent. Il est vrai qu'on a proposé divers moyens pour hâter la précipitation des sels tenus en suspension : ainsi, l'agitation de l'eau à un certain moment permet aux composés terreux de se réunir plus facilement au fond. On sait aussi qu'en ajoutant une très-faible quantité d'alun, ce sel précipite en quelques heures toutes les matières insolubles, sans rester lui-même dissous dans le liquide. Les Chinois emploient depuis long-temps ce moyen pour clarifier leurs eaux : ils placent un morceau d'alun dans le creux d'un bambou avec lequel ils agitent le liquide [1]. Mais sur de grandes masses ces procédés sont impraticables ; car, outre la dépense qu'ils nécessitent, ainsi que l'a très-bien dit un ingénieur anglais, l'eau doit être, comme la femme de César, à l'abri de tout soupçon. Tout moyen chimique employé en grand à son épuration doit être rejeté, lors même qu'il n'éveillerait dans les populations que des craintes imaginaires.

II. FILTRATION DES EAUX.

C'est un problème capital, dans la distribution des eaux de rivière à une ville populeuse, que celui de leur filtration ; aussi les eaux toujours limpides des sources sont-elles, sous ce rapport, de beaucoup préférables à toutes les autres. Nous ne voulons pas ici faire un traité de la filtration des eaux [2], c'est plutôt l'affaire de l'ingénieur ; nous avons seulement à dire quelques mots des principes qui doivent régir cette branche importante de l'hydraulique.

Un grand filtre établi pour une ville doit toujours pou-voir fonctionner avec rapidité, clarifier l'eau, sans la dés-aérer ni la salir de débris végétaux, sans l'échauffer l'été ni la refroidir l'hiver. Sous ces rapports, le filtre naturel

[1] Annales de chimie, T. LIX, p. 99.
[2] On consultera avec fruit les rapports de M. d'Aubuisson sur les filtres établis dans la Garonne à Toulouse, et ceux d'Arago sur la filtration des eaux de la Seine à Paris.

placé vis-à-vis du faubourg Saint-Cyprien à Toulouse fut une heureuse idée que favorisa la disposition du terrain. L'eau filtre, sous sa propre pression, à travers un banc naturel de sable et de cailloux que le fleuve a déposé dans son lit, et en sort parfaitement limpide. Mais dans les conditions ordinaires on est le plus souvent obligé de recourir à des filtres artificiels.

Les filtres en charbon, inventés par Smith et Cuchet il y a près d'un siècle, ont été successivement perfectionnés et appliqués par M. Fonvielle à la filtration en grand des eaux des fleuves. Ils se composent essentiellement de divers compartiments mobiles, dans l'intérieur desquels se trouvent des couches de charbon et de sable. L'eau passe par pression à travers ces matières, et y dépose les composés terreux ou organiques qu'elle tient en suspension. L'air se mélange parfaitement à l'eau pendant la filtration, et le liquide en sort avec abondance, limpide, aéré et agréable au goût. Chaque compartiment peut s'enlever, se remplacer et se laver au moyen d'un double courant d'eau arrivant en deux sens opposés, qui produit des remous et dégage facilement les pores embourbés. Ces filtres n'ont que l'inconvénient de tendre à mettre les eaux en rapport avec la température ambiante.

On a aussi inventé des filtres pour les ménages particuliers. C'est un vase de zinc, de grès ou de bois rempli de poussière de charbon sur un peu plus de la moitié de sa hauteur. Au-dessus et au-dessous se trouvent des couches successives de sable de rivière et de mer qui communiquent avec l'air extérieur par des tubes latéraux. Le tout est recouvert d'une ardoise criblée de trous, surmontée d'une éponge sur laquelle on verse le liquide à filtrer; elle est destinée à répandre l'eau également et à en retenir en même temps les parties les plus grossières. Le liquide s'écoule parfaitement pur et aéré par le fond du filtre.

Un appareil, peut-être meilleur encore, surtout au point de vue de la rapidité de l'opération, c'est le filtre Souchon. La matière filtrante est la laine tontisse bien lavée à la potasse. L'eau passe en très-peu d'instants, dépouillée et limpide.

Le filtre ordinaire des ménages de Paris est une caisse fermée dans le bas par une pierre poreuse à travers laquelle l'eau peut s'écouler; quand elle a servi quelque temps, on la dégage de ses impuretés en en râclant la couche superficielle. On pourra adopter encore le filtre consistant en un ensemble de tubes cylindriques à parois poreuses, au travers desquels l'eau passe, sous une certaine pression, de l'intérieur à l'extérieur comme dans l'appareil de M. Nadault de Buffon [1] ou celui de M. Burg [2], qui joignent à la rapidité de la filtration l'avantage de l'aération et du rafraîchissement.

Quoi qu'il en soit de ces ingénieux systèmes, il est trois conditions auxquelles tout bon filtre doit satisfaire : 1° celle d'arrêter toutes les matières en suspension ; 2° celle de conserver l'eau à une température de 10° à 12° ; 3° celle de l'aérer et d'absorber en même temps les miasmes et les matières putrides, s'il y en existe. Sous ce dernier rapport, les filtres à charbon sont préférables à tous les autres; du reste, depuis long-temps la purification des eaux par le charbon est populaire, et c'est même à cet usage qu'il faut rapporter la coutume des *feux de la Saint-Jean*. Autrefois on ne manquait pas de jeter dans les puits et les citernes les tisons allumés en l'honneur du Saint. On avait probablement reconnu à cette pratique le mérite de conserver ces eaux stagnantes qui tendent à se corrompre, surtout à ce moment de l'année. De tous temps aussi, les charbonniers ont été

[1] Compt.-rend. Acad. sciences, T. XLIV, p. 474.
[2] Compt.-rend. Acad. sciences, 1861, p. 336.

dans l'habitude de jeter dans les bourbiers où ils s'abreuvent au milieu des bois, le poussier de leur charbon [1].

Non-seulement le charbon a la propriété d'enlever à l'eau son odeur, sa saveur nauséeuse et une portion des matières organiques qu'elle peut contenir, mais il retient aussi une partie des sels dissous en excès. C'est sur cette propriété que Cardan [2] avait cru pouvoir se fonder pour rendre l'eau de mer potable ; il la faisait passer à travers un long siphon, dont une des branches était remplie de charbon : l'eau y perd, dit-il, toute saveur nauséabonde, et, quoiqu'un peu salée, elle peut encore être bue quand on la mélange de vin.

Nous ne pouvons terminer sans parler d'un très-ingénieux système qui a été proposé et mis en exécution à peine dans ces derniers temps pour filtrer en masse l'eau des rivières : c'est le drainage de leur lit, pratiqué déjà par M. Hubert pour l'eau bourbeuse de la Marne. Des drains ordinaires sont établis au fond de la rivière et recouverts d'une couche de gravier de $0^m,60$ d'épaisseur. Sous l'influence de leur propre pression, les eaux passent à travers le sable, s'y dépouillent et coulent dans les drains qui fournissent toujours, quel que soit l'état du fleuve, une eau claire et pure. Ne pourrait-on, comme l'a proposé M. O. Chevillon, trouver dans cette heureuse idée un des meilleurs moyens de filtration en grand des eaux destinées à l'usage des villes?

III. PURIFICATION DES EAUX SOUS L'INFLUENCE DE LA VÉGÉTATION.

Nous avons déjà dit, et nous le confirmerons bientôt par les curieuses expériences de MM. A. et C. Morren,

[1] D'après J. Anglada (Essais *inédits* d'hydrologie médicale, 1829), ce serait toutefois au chirurgien français Lowitz auquel reviendrait l'honneur d'avoir, le premier, vers le milieu du XVIIIᵉ siècle, mis en usage la pratique de la purification régulière des eaux par le charbon.

[2] Compt.-rend. Acad. des sciences, T. XXX, p. 482.

que les matières vertes vivant dans les eaux absorbent, sous
l'influence de la lumière, les gaz et les substances putrides
qu'elles remplacent par de l'oxygène. MM. Bobierre et
Moride, dans leur beau travail sur les eaux de la Loire-
Inférieure, sont aussi arrivés aux mêmes résultats. Ils se
sont assurés que des eaux très-chargées de matières organiques se purifient sous l'influence de la végétation. Aussi
ont-ils proposé, comme l'avaient fait avant eux plusieurs
auteurs, de semer sur le bord des cours d'eaux dormantes et
impures des plantes, telles que le *Trapa natans*, le *Nymphœa
alba*, le *Potamogeton lucens*, l'*Hydrocharis morsus ranœ*.
Tous ces végétaux, qui vivent à la surface des eaux sans y
déposer de notables débris, sont très-propres à absorber les
matières organiques qui s'y décomposent.

IV. PURIFICATION DES EAUX PAR DES AGENTS CHIMIQUES.

Le repos ou la filtration des eaux seraient impuissants
à changer la nature de celles qui sont séléniteuses, magnésiennes ou trop pauvres en éléments minéralisateurs. Toutefois ce n'est qu'exceptionnellement et par nécessité seulement, comme nous le disions plus haut, qu'on doit
chercher à corriger chimiquement la nature des eaux destinées à être bues. Nous allons expliquer en quelques mots
ce qu'il faudra faire dans ces cas :

— Si les eaux sont trop pauvres en matières salines
(eaux distillées, eaux de pluie, eaux de neige), on devra
leur ajouter une petite partie de sel marin et les conserver
ensuite sur un peu de craie. La faible portion d'acide carbonique qu'elles contiennent toujours leur permettra de dissoudre peu à peu une quantité normale de bicarbonate de chaux.

— Si l'eau est séléniteuse (certaines eaux de puits, de
source, etc.), additionnez-la d'un peu de carbonate de soude
ou d'eau de lessive, jusqu'à ce qu'il ne se produise plus de

précipité ; tout au plus acquerra-t-elle peut-être alors de très-légères propriétés laxatives.

— Si l'eau est surchargée de sels magnésiens ou de bicarbonate de chaux (les eaux calcaires incrustantes, les eaux de certains puits, de certains pays de montagnes), traitez-la par un peu de chaux caustique, en recherchant par un tâtonnement préalable la quantité de cette base qui sera nécessaire.

— Si l'eau est salie de substances organiques, agitez-la avec 4 ou 5 kilogrammes de charbon animal par hectolitre, et laissez-la reposer. Au bout de trente-six heures de contact, non-seulement les matières animales, mais une partie des matières terreuses, auront été fixées par le charbon.

Ces divers traitements, employés avec intelligence, peuvent faire une eau potable d'une très-mauvaise eau ; mais il faut toujours craindre de se servir d'une manière continue d'une boisson ainsi artificiellement préparée.

V. PURIFICATION DE L'EAU PAR L'ÉBULLITION.

Ce mode de purification peut être employé dans tous les cas où l'eau n'est rendue impure que par des matières volatiles, et quand on la soupçonne de contenir des miasmes. Les habitants de certains pays marécageux s'en servent pour enlever à l'eau ses propriétés délétères. Les naturels de l'Océanie la boivent bouillie avec le thé, qui l'aromatise et fixe une partie de ses sels ; mais il vaut mieux, après l'avoir laissé refroidir, l'aérer par le battage, la filtrer au besoin, et la conserver à l'abri du renouvellement de l'air. Ce serait peut-être un moyen à employer dans les pays goitreux, ou au moment des épidémies qui se rattachent à l'intoxication produite par des matières pestilentielles dont l'eau serait devenue le véhicule.

VI. PURIFICATION DE L'EAU PAR LA DISTILLATION.

Ce dernier moyen a été proposé, en particulier, pour procurer aux marins de l'eau potable avec l'eau de mer.

Cette idée a poursuivi l'homme depuis qu'il navigue loin des côtes. Nous avons vu comment Pline voulait qu'on reçût les vapeurs de l'Océan dans de la laine appliquée autour des flancs du navire. L'idée naissante de la distillation fut même mise à profit d'une manière plus précise, et bien intéressante au point de vue historique. D'après Alexandre d'Aphrodisée, quand on voulait avoir de l'eau douce à bord, *on plaçait l'eau de mer dans des chaudières au-dessus desquelles on mettait des vases fermés, qui recevaient toute l'évaporation et fournissaient une eau bonne à boire* [1]. Il résulterait aussi d'un autre document qu'en 1560, la garnison du *fort de Garbe* se servit de la distillation pour se procurer de l'eau douce pendant un siège. Mais ce n'est que vers 1660, après l'invention des procédés distillatoires modernes, que les espagnols Martinez Leiva, Fernandez Quiros et Gonzalès de Leza s'occupèrent successivement de retirer l'eau potable de l'eau de mer par une distillation régulière. Plus tard, le célèbre navigateur Cook, Lind et Macquer poursuivirent la même idée. En 1813, Rochoux, de l'Institut de France, proposa d'employer sur les navires à la distillation de l'eau de mer la chaleur perdue de la cuisine, aidée de l'action du vide; procédé qui avait le double avantage d'être économique, et de priver l'eau de ces matières organiques que nous savons exister dans l'eau de mer qu'on volatilise par la distillation ordinaire, et qui lui communiquent un goût nauséeux et empyreumatique excessivement désagréable.

Petit à petit les appareils se sont transformés. Préoccupé

[1] Cité par E. Müller, Compt.-rend. Acad. scienc., T. VIII, p. 886.

surtout par la difficulté de la conservation de l'eau à bord, par l'encombrement qu'elle y produit, et la dépense de force qu'occasionne une masse aussi considérable à transporter pendant le cours de longs voyages, on a perfectionné de plus en plus les appareils distillatoires, et c'est, en dernière analyse, à celui de M. Rocher, de Nantes, qu'on s'est arrêté. La première expérience en fut faite en 1847 par la corvette à vapeur *l'Archimède* pendant un long voyage en Chine. Depuis cette époque, la machine distillatoire de M. Rocher est établie sur tous les vaisseaux de quelque importance. Elle se compose de deux caisses rectangulaires, dont l'une contient le foyer et l'eau à distiller et l'autre reçoit la vapeur, et sert en même temps à la cuisine du navire. On peut ainsi se procurer en tout temps avec économie et sûreté une eau suffisamment potable.

Mais qu'on ne l'oublie pas, l'eau distillée n'est que l'*ombre*, si je puis ainsi dire, de la véritable boisson de l'homme; et pour la rendre hygiénique, il faudra suivre les règles que nous avons tracées quand nous nous sommes occupé particulièrement de ces eaux.

DEUXIÈME PARTIE.

RAPPORTS DE LA COMPOSITION DES EAUX

AVEC

L'ÉTAT DE SANTÉ DES POPULATIONS.

> « Plus on réfléchit à cette question et plus on voit
> » que la qualité des eaux doit agir puissamment sur
> » la santé des populations. »
>
> (*Annuaire des eaux de la France*, 1854, p. 15.

Quand dans son traité *Des airs, des eaux et des lieux*,
Hippocrate arrive à parler des diverses eaux, il commence
ainsi : « Je veux exposer maintenant ce qui est à dire sur
» les eaux, et montrer quelles eaux sont malsaines et quelles
» sont très-salubres, quelles incommodités ou quels biens
» résultent des eaux dont on fait usage, car elles ont une
» grande influence sur la santé. » Telle était l'opinion du
Père de la médecine.

Mais, privés de l'aide si puissant de nos méthodes analytiques actuelles, les anciens s'attachaient, comme le
fait très-bien remarquer J. Anglada [1], à cette première
époque de l'hydrologie naissante, à reconnaître la nature des
eaux par l'étude de leurs effets sur l'homme et sur les animaux ; aussi avaient-ils poussé à cet égard l'observation
beaucoup plus loin que nous-mêmes. C'est ainsi que leurs
augures ne manquaient jamais en arrivant dans une contrée
inconnue de consulter les viscères des animaux ; leur état

---

[1] Fragments inédits d'hydrologie médicale, cours de 1829.

sain et l'absence de concrétions calcaires leur permettait
de juger de la nature des productions du pays et de la bonté
de ses eaux, et leur expérience en était arrivée à un tel point,
que Vitruve [1], qui s'était occupé de résumer tout ce qu'on
savait de son temps sur cette question, pouvait se vanter
de reconnaître, à l'aspect des habitants d'un pays, à leur état
de santé, de maladie ou de langueur, la valeur des eaux
que l'on y buvait.

C'est ainsi qu'une minutieuse observation leur avait appris
l'importance qu'il fallait attacher à l'origine et aux qualités
des eaux, et nous avons vu dans l'*Introduction* que les
grands médecins avaient eu le même sentiment à toutes les
époques.

Il serait donc, je pense, superflu de vouloir prouver
d'une manière générale que l'état et la composition des eaux
influe fortement sur la santé des populations; que, de même
que l'air atmosphérique qui nous environne et se met en
contact continuel avec notre sang et nos organes, cette eau,
qui entre dans la préparation de presque tous nos aliments
et de toutes nos boissons; qui, à chaque instant, préside à
notre nutrition, en permettant la digestion, l'absorption et
le transport aux organes des matériaux assimilables; qui fait
partie nécessaire de la sueur, des urines, des sucs intestinaux,
en un mot, de toutes nos sécrétions et nos excrétions; qui
est, si je puis m'exprimer ainsi, notre atmosphère intérieure
où circulent les globules de notre sang, où se contractent
nos muscles, où pense notre cerveau, et constitue ce milieu
naturel où se passe toute action moléculaire intime, toute
transformation qui précède ou suit tout acte fonctionnel; il
serait, dis-je, superflu de vouloir prouver que cette eau doit
avoir une influence sur notre santé.

Aussi n'est-ce pas ce que nous nous proposons; mais
nous voulons rechercher quels rapports précis il y a entre

[1] Cité par Anglada; même lieu.

les résultats de l'analyse des eaux et l'état de santé habituel de ceux qui les boivent. Après avoir dit, dans ce qui précède, quels matériaux sont indispensables à la composition d'une bonne eau potable, il est intéressant de se demander quelle est l'influence déterminée de l'absence ou de l'exagération de telles ou telles substances dans notre boisson ordinaire.

L'analyse chimique, aidée du microscope, donne des résultats exacts ; mais ces résultats sont des faits bruts et des nombres, où doit s'arrêter le chimiste et où commence le médecin. Il faut que celui-ci force à parler ces nombres muets, qu'il étudie l'influence de leurs variations, en un mot, qu'il les *discute,* comme le fait le mathématicien d'une valeur algébrique abstraite, quand il veut en faire ressortir une application pratique.

Or, pour cela, la méthode à suivre est celle qui nous a déjà guidé dans l'appréciation générale que nous avons dû faire de la valeur relative des diverses eaux de pluie, de source, de rivière, etc. Elle a consisté à rapprocher en masse les nombres et les faits, à noter les éléments constants dans les eaux, en particulier ceux qui jouent un rôle positif dans l'économie, et à déterminer les limites précises entre lesquelles ils peuvent varier ; puis, à comparer ces résultats avec l'état sanitaire des populations, pour ne conclure qu'*à posteriori* de la valeur et de l'utilité de telle ou telle substance par sa présence constante dans toutes les eaux des pays sains.

Dans cette deuxième partie, nous allons suivre cette même méthode. Nous rechercherons si dans telle contrée endémiquement affligée de fièvres graves, de dyssenterie, de scrophules, de goître, de gravelle, etc., il existe dans les eaux quelque substance dangereuse, s'il y manque une des matières nécessaires à la constitution des bonnes eaux potables, ou enfin si la quantité de quelques-uns de ces éléments y est exagérée. De cette première observation nous ne retirerons qu'une indication , qui nous guidera pour rechercher si dans tout autre pays, où règnent endémiquement les mêmes maladies, la composition normale des eaux est altérée dans le même sens; et ce sera seulement quand nous aurons établi d'une manière évidente la coïncidence de telle ou telle altération des eaux avec telle ou telle maladie endémique , que nous pourrons conclure à ses effets. Nous nous permettrons , *seulement alors* et *à posteriori,* de nous fonder sur des considérations de chimie générale , pour expliquer le rôle malfaisant de certaines substances dissoutes dans les eaux, ou de certains sels en trop faible ou trop forte proportion. Il serait imprudent d'agir différemment, et de partir de conceptions purement théoriques pour déterminer la nocuité, et surtout préciser l'action pernicieuse de chaque espèce d'eaux impotables. L'observation seule peut nous faire apprécier la relation générale et constante qui existe entre telle composition dans les eaux et telle maladie endémique qui l'accompagne partout et toujours; il serait le plus souvent impossible de déterminer, *à priori,* la raison de ces curieuses coïncidences.

Nous avons pu remarquer que les eaux s'éloignent de deux manières différentes de la normale que nous leur avons assignée, tantôt par l'excès de certains éléments, par exemple des sels de chaux ou de magnésie, des matières organiques, etc., tantôt par défaut de certains autres, tels que l'air, l'acide carbonique, les sels en général , les iodures, etc., et que toujours dans ces deux cas opposés, les eaux perdent de leurs bonnes qualités , deviennent désagréables au goût, indigestes et pernicieuses pour la santé.

Pour les étudier dans leurs effets, nous partagerons donc les eaux en deux catégories, dont nous formerons deux articles séparés :

1° Celles qui sont pauvres ou privées de certains principes utiles ;

2° Celles dans lesquelles une ou plusieurs matières existent en trop forte proportion.

Nous nous réservons de traiter, dans un troisième article,
de la question de l'étiologie du goître et du crétinisme,
qui a été successivement mise sur le compte de chacune
des eaux précédentes.

Enfin, dans un quatrième, nous aborderons la question
délicate de l'influence sur les qualités hygiéniques des eaux
de très-petites quantités de matières très-actives que l'on y
a souvent notées.

———

ARTICLE PREMIER.

Eaux caractérisées par l'absence de certains principes utiles.

Les eaux trop pures des hautes montagnes, celles de
glace et de neige et l'eau distillée, qui manquent toutes
de principes minéralisateurs; les eaux désaérées; les eaux
privées d'iodures et de bromures, rentrent dans cette
catégorie.

EAU DE LA FONTE DES GLACES ET DES NEIGES ;
EAU DISTILLÉE.

Ces diverses eaux sont caractérisées par l'absence
presque complète des sels terreux. Elles sont toutes de
qualité inférieure : « Les eaux qui proviennent de la glace
» et de la neige sont très-mauvaises », dit Hippocrate.
Elles manquent de sapidité, et ne sont bues qu'à la faveur
de leur basse température, qui leur communique une certaine tonicité et amortit en même temps le sens du goût.
Mais cette température glaciale est un nouvel écueil. Elle
produit un refroidissement considérable qui donne à l'estomac
une sensation de lourdeur et de dureté, arrête la digestion
et devient une cause active de congestions viscérales.

Qu'il faille en accuser leur basse température ou l'action débilitante qui résulte de l'absence presque absolue d'éléments salins, ces eaux produisent du dévoiement à ceux qui n'en font pas habituellement usage. Les marins ont toujours remarqué que celles que l'on obtient par la fonte des glaçons dans les mers du Nord , causent des coliques et des enflures dans les glandes à ceux qui les boivent[1]. On a aussi attribué à ces eaux la propriété de faire naître le goître, soit qu'elles impriment par leur vivacité et leur fraîcheur une impression particulière qui congestionne la glande thyroïde, soit qu'elles manquent de l'iode ou des sels qui se trouvent dans les eaux potables. Nous discuterons bientôt ces opinions.

Quant aux eaux distillées, on se rappelle ce que nous avons dit des expériences faites dans nos bagnes sur les forçats, et de l'opinion exprimée par les savants. M. Kérardren n'hésite pas à déclarer [2] qu'*elles sont impropres à remplacer l'eau douce ordinaire pour nos marins ;* et les expériences de M. Boussingault et de M. Chossat [3] sur l'ossification, en nous démontrant le rôle actif des éléments salins de l'eau dans la formation de la trame minérale de nos os et de tous nos organes, nous permettent de penser que l'emploi d'une boisson trop appauvrie en sels doit fortement contribuer au développement des affections scrophuleuses et rachitiques, comme le prouve, du reste, l'étude des maladies endémiques des montagnes.

EAUX DÉSAÉRÉES.

Les eaux qui sont bues à une grande hauteur et qui proviennent de la fonte de glaces privées d'air, ou encore

[1] Dict. scienc. méd. : *Eau.*
[2] Annal. d'hyg. et de méd. lég. : *Emploi de l'eau distillée sur mer.*
[3] *Voir* l'Introduction : *L'eau est un aliment.*

celles qui ont été soumises à l'ébullition dans un but de purification', celles qui contiennent des matières organiques ou des traces d'hydrogène sulfuré, comme certaines eaux de puits et d'étangs, ou qui, très-bonnes au moment où on les a recueillies, ont été conservées dans des vases faits de bois ou d'un métal oxydable, toutes ces eaux sont privées d'un élément important, l'oxygène libre. Toutes, elles surprennent aussi désagréablement la langue par leur goût fade que l'estomac par leur lourdeur. Elles sont indigestes aux mêmes titres que les précédentes.

Le degré de l'aération des eaux dépend, comme nous l'avons vu, des matières dissoutes, et surtout de la pression atmosphérique qu'elles supportent. La quantité d'air y décroît d'après la loi de Mariotte : ainsi, M. Boussingault, en analysant les eaux des torrents et des sources des Cordillères, y a toujours trouvé une très-faible quantité d'air. La ville de Santa-Fé-de-Bogota, à 2640^m, le village de Vetas, à 3254^m d'élévation, et une foule d'autres qui boivent des eaux presque désaérées, quoique très-pures du reste, contiennent un nombre considérable de goîtreux. A mesure que l'on descend, que la pression augmente et que l'air se dissout dans les eaux en plus forte proportion, la propriété qu'elles ont de faire naître l'hypertrophie du corps thyroïde diminue et disparaît. C'est en s'appuyant sur ces observations, et d'autres encore que nous allons rapporter bientôt, que le savant voyageur croit pouvoir rattacher au manque d'air dans les eaux l'endémie du goître dans les pays montagneux. Nous renvoyons à cette étude particulière.

Dans tous les cas, les eaux privées d'air ont non-seulement un effet fâcheux sur les premières voies par leur fadeur et leur manque de tonicité, mais aussi sur les fonctions de l'estomac par leur indigestibilité, et sont le plus souvent en rapport avec un état cachectique des populations. D'après

M. Malagutti [1], leur désaération coïncide en même temps avec une quantité surabondante de matières salines, et, d'après M. Chatin, avec l'absence de l'iode, comme nous le verrons bientôt. Enfin, elle est très-souvent le signe de la présence de matières organiques suspectes, qui peuvent être les causes d'épidémies diverses.

ABSENCE DE POTASSE DANS LES EAUX.

Quelques auteurs ont cru pouvoir rattacher l'apparition de nombreux cas de scrophules, dans certains pays, à l'absence de la potasse dans les eaux que l'on y boit : nous pensons que cette opinion est au moins très-hasardée. En effet, la potasse est une des matières rares des eaux potables; un bon nombre en sont privées. Dans les eaux où elle existe, c'est le plus souvent à peine par milligrammes qu'on peut la doser. Si on réfléchit, de plus, que cette base se trouve dans tous nos aliments, je pense qu'on se rangera à mon opinion, à savoir : que la potasse n'a qu'une importance secondaire dans l'hygiène des eaux. Le champ de la science est bien assez fécond pour qu'on ne vienne pas l'orner ainsi de ces fleurs artificielles, de ces considérations purement théoriques, dont on n'a que faire quand il s'agit d'établir des faits positifs.

EAUX PRIVÉES D'IODE OU DE BRÔME.

Il est permis de douter fortement que, *dans les conditions ordinaires* d'alimentation et de climats, on puisse attribuer, à l'absence de ces principes, l'influence morbifique que quelques auteurs ont notée comme constante. En voici les raisons :

Tout d'abord, il n'est pas prouvé que l'iode soit un élément commun à la généralité des eaux potables; les tra-

[1] Élém. de chimie, 1re édit., 3e leçon.

vaux de M. de Luca, en particulier, et de plusieurs autres chimistes, contredisent cette opinion.

De l'aveu même de M. Chatin, on n'a retrouvé dans les meilleures eaux qu'une quantité excessivement petite d'iode ; un deux cent millionième du poids total de l'eau, soit $\frac{1}{200}$ de milligramme par litre, pour l'eau de la Seine qui est l'une des plus iodurées.

Enfin, dans une foule d'eaux potables, qui ont été analysées depuis qu'on fait un si grand cas de retrouver l'iode partout, un grand nombre de chimistes n'en ont fait aucune mention.

Ces observations nous paraissent donc contredire les théories qui ont été bâties, en se fondant sur l'absence ou la présence de l'iode dans les eaux : mais il y a bien loin de là, à dire qu'il ne faille pas tenir compte d'un élément aussi actif. — Nous contestons seulement qu'il soit prouvé que les eaux deviennent nuisibles et causent la scrophule et le goître, par exemple, parce qu'elles sont privées d'iode ; mais nous ne nions pas qu'il ne faille attacher à un corps aussi actif une grande importance, et que sa présence dans nos boissons ne puisse avoir une action *préservatrice* réelle, quand certaines causes morbifiques tendent à envahir l'économie.

En général, quelles sont les eaux riches en iode, et quelles sont celles qui en sont privées ? On ne peut établir pour cela de règle absolue. M. Marchand[1] a prétendu que, dans les pays boisés ou riches en végétaux, les eaux sont toujours moins iodées que dans les pays arides ; qu'il est constant que les plantes absorbent l'iode des eaux de pluie, qu'on en trouve toujours des quantités notables dans les cendres, et que, par conséquent, les sources entourées de bois doivent donner une eau pauvre en ce minéral. Cette conséquence paraît aussi résulter des recherches de M. Chatin sur la diffusion de l'iode dans la nature ; il a noté

[1] Bulletin de la Soc. de médecine de Paris 1852, pag. 307.

ce métalloïde dans les eaux de la Seine [1] en quantité plus grande que dans presque toutes les eaux potables. Il l'a recherché et trouvé dans les eaux de nos principaux fleuves en France, dans celles du New-River à Londres, en quantité très-faible dans celles du Pô à Turin, mais toujours en moindre proportion que dans les eaux de pluie.

Il a cru reconnaître aussi que les eaux sont d'autant moins iodurées, qu'elles sont plus riches en sels calcaires ; et cette considération lui a fait nier, bien à tort selon nous, qu'une eau, pour être potable, doive contenir des sels de chaux.

D'après le même auteur, la quantité d'iode contenue par une même eau ne paraît pas rester constante. Elle s'élève ou s'abaisse dans le même sens que la température ; elle est en rapport direct avec le débit des eaux, et, comme nous le disions, en rapport inverse de la masse de sels dissous. Ainsi, la moyenne, qui est de $\frac{1}{200}$ de milligramme pour la Seine, peut varier dans la proportion de 5 à 2.

Telles sont à peu près les observations de M. Chatin et de M. Marchand ; elles ont été en partie contestées, mais la question reste encore pendante. Nous nous réservons de donner à l'article *Goître* les conséquences qu'ils en ont tirées, pour expliquer l'état endémique de cette affection.

Quant au brôme, il a été tellement négligé, et son action thérapeutique est encore si peu connue, que nous ne saurions en dire grand'chose ici. Nous observerons toutefois que la concomitance presque constante du brôme et de l'iode, et surtout la ressemblance chimique si remarquable de ces deux substances, pourrait bien leur donner des allures thérapeutiques semblables ; mais il ne faudrait pas toujours conclure de la présence ou de l'absence dans les eaux de l'un d'entre eux à la présence ou à l'absence, et,

[1] Compt.-rend. Acad. sciences, **T. XXXV**, pag. 46 et 127.

par conséquent, à l'action ou à l'inaction du second. Ils
peuvent ne pas s'accompagner l'un l'autre. C'est ainsi que,
d'après M. O. Henry père et fils[1], le brôme existerait
sans l'iode dans les eaux de la Mer-morte.

ARTICLE DEUXIÈME.

Eaux caractérisées par une trop forte proportion de matières salines.

Les eaux chargées d'une trop forte proportion de sels,
quelle qu'en soit la nature du reste ; les eaux trop calcaires,
les eaux magnésiennes ; les eaux fortement siliceuses ou alu-
mineuses ; les eaux riches en azotates et en composés ammoniacaux ; enfin, les eaux qui contiennent une quantité un
peu considérable de matières organiques, ont toutes des effets
nuisibles sur la santé. Nous allons les étudier séparément.

EAUX CHARGÉES DE RÉSIDUS FIXES.

Nous avons dit que, quand la quantité de résidu fixe
laissée par une eau dépasse $0^{gr},5$ par litre, il est prudent
de la rejeter pour les usages journaliers. Ce n'est pas, toutefois, qu'on n'emploie dans certains pays des eaux dans lesquelles la somme des sels dissous est plus considérable :
ainsi, jusqu'à ces dernières années, on a bu à Rodez, et on
y boit encore, des eaux de puits qui contiennent $0^{gr},58$ et
$0^{gr},69$ de sels[2] ; mais, passée la limite que nous avons
assignée, le goût de ces eaux devient désagréable, et si
elles sont employées sans inconvénient bien sensible pour la
santé par ceux qui y sont dès long-temps habitués, il n'en
est pas de même pour l'étranger qui en use pour la première
fois. Pendant long-temps il est sujet aux coliques, aux

[1] Traité pratique d'analyse des eaux minérales et potables.
[2] Voy. *Eaux de puits.*

mauvaises digestions, au dévoiement ; il faut qu'il subisse une sorte d'acclimatement. On sait que de tous temps on a attribué aux eaux de la Seine une action semblable sur les nouveaux arrivants. Cependant, depuis l'éveil donné par la présence d'une notable quantité de matière organique dans les eaux de Paris, c'est à elle qu'on a surtout attribué les accidents cholériques ou dyssentériques qui se déclarent surtout chez les étrangers. Mais avant de se prononcer ainsi, on devrait considérer que ces mêmes maladies se développent chez ceux qui boivent l'eau de la Seine prise en amont de Paris [1], alors que ses eaux n'ont pas traversé la grande cité et ne s'y sont pas encore imprégnés de ses ordures. Ne devrait-on pas attribuer plutôt les accidents dont nous parlons aux changements d'habitudes, de climat, d'alimentation des nouveaux venus, et aussi à la qualité des eaux de Seine chargées d'environ deux fois autant d'éléments minéralisateurs que les eaux de la Garonne, de la Loire, et surtout que celles de la plupart de leurs affluents?

Toutefois, l'usage journalier de certaines eaux peut souvent y faire tolérer une quantité surabondante de matières salines. Il est assez difficile de déterminer, non pas les limites normales et convenables du résidu fixe dans les bonnes eaux potables, mais celles que l'habitude pourra permettre de supporter. Les habitants de la rue Saint-Vincent, à Besançon, préfèrent l'eau d'un puits chargée de $0^{gr},9$ de résidu, qui contiennent plus de $0^{gr},2$ d'azotate ou de matière organique et près de $0^{gr},3$ de sulfate de chaux, à celles de la source Brégille qui ne donne que $0^{gr},28$ de résidus fixes, dont seulement $0^{gr},015$ d'azotate et $0^{gr},007$ de sulfate de chaux ! L'incurie, la paresse, et par-dessus tout l'habitude, leur ont permis de se contenter d'une eau très-inférieure.

Mais, en général, sauf les exceptions autorisées par un long usage, non-seulement les eaux chargées de matières

[1] Annuaire des eaux de France : *Eaux de la Seine.*

salines sont désagréables au goût, douceâtres, salées et
amères, dures et indigestes, mais encore elles produisent
des coliques, des diarrhées, et peuvent sinon provoquer,
au moins fortement contribuer, par le trouble constant de la
nutrition et l'affaiblissement qui en est le résultat, à l'apparition de dyssenteries et peut-être d'accidents typhoïques.
Du reste, les divers effets morbides que l'on a attribués aux
eaux trop fortement minéralisées ont été plus spécialement
rapportés à la présence de tels ou tels principes, et en
particulier aux sels de chaux.

EAUX FORTEMENT CALCAIRES.

Les eaux fortement chargées de sels de chaux se reconnaissent déjà à leur saveur fade et terreuse, excessivement
désagréable ; elles sont impropres à presque tous les usages.

En précipitant les acides gras du savon à l'état de sels
de chaux, elles s'opposent au blanchissage, ne fussent-
elles mêmes chargées que d'un excès de bicarbonate,
quoique, d'après M. Dupasquier, celui-ci n'agisse que plus
difficilement. Bouillies avec les viandes et les légumes,
elles y rencontrent de l'albumine, des acides tanniques, oxa-
liques, deviennent incrustantes en formant avec ces divers
composés des combinaisons insolubles et s'opposent ainsi à
la cuisson des aliments. Les matières nutritives, déjà mal
préparées, sont avalées, puis encore arrosées par la boisson
de cette même eau qui, après avoir paralysé par sa saveur
douceâtre la sécrétion si utile de la salive, arrivée dans
l'estomac impressionne défavorablement l'organe, le fatigue
et l'agace. Du reste, chargée d'azotate, de chlorure et de
sulfate calcaire, elle constitue pour la digestion un milieu
anormal qui doit s'opposer encore à l'action déjà difficile des
sucs intestinaux sur des aliments mal cuits, en même temps
que tendre par son carbonate en excès à saturer et à neutra-
liser l'acide du suc gastrique.

Mais, outre cette altération dans chacun des actes d'une fonction aussi importante que la nutrition, le plus commun de tous ces sels, le sulfate de chaux, mélangé dans le gros intestin avec les matières impropres à l'alimentation, s'y décompose en donnant naissance à de l'hydrogène sulfuré en partie absorbé par les parois intestinales, et fatigue l'organisme par ses propriétés débilitantes et toxiques.

Enfin, une bonne portion de ces sels, absorbés avec le chyle, arrivent dans le sang, constituent pour l'hématose un milieu anormal, sont portés avec le sérum à tous les organes, qui n'en ont que faire et se fatiguent à les éliminer. Par le sang veineux ils arrivent aux reins qui s'épuisent à les filtrer ; tandis que, leur très-faible solubilité tendant sans cesse à les faire se précipiter, ils forment souvent déjà dans ces organes qu'ils fatiguent, des dépôts qui peuvent devenir l'origine d'incrustations diverses et le noyau de calculs.

Les médecins des hospices d'Avignon ont fait la remarque que dans le faubourg de la ville dite *l'Isle de Vaucluse*, où l'on ne boit que les eaux calcaires de la source de Vaucluse, il y a toujours eu un nombre bien plus considérable de calculeux que dans le reste de la ville, et que cette maladie est très-commune dans toute la campagne qui boit de ces mêmes eaux.

Du reste, déjà Hippocrate [1] avait fait cette observation, et Zimmermann [2] attribue à l'eau séléniteuse des puits en particulier de *causer quelquefois la pierre ou la gravelle, pour si peu que ces eaux trouvent dans les reins ou la vessie quelques matières visqueuses.* Nouvel accident, en effet, car si les sels calcaires ont rencontré dans le sang des oxalates, des phosphates... ils ont fait avec eux une double décomposition, et leur presque insolubilité tend à les faire

---

[1] *Des airs, des eaux, des lieux.*
[2] Traité de l'expérience, **T. II**, art. *Boisson*.

se précipiter, surtout dès-lors qu'ils seront soustraits au torrent circulatoire. Et cette précipitation, qui, s'ils étaient en faible proportion, comme dans les cas ordinaires, n'aurait pas lieu ou ne se ferait que dans les dernières voies et à l'état pulvérulent, se fait en masse compacte, au contraire, sur les matières muqueuses que sécrètent les parois fatiguées des canaux urinifères, des bassinets ou de la vessie. Aussi les Chinois, quand ils ne peuvent se procurer dans leurs villages d'autre eau qu'une eau séléniteuse, se gardent bien de l'employer avant de l'avoir fait bouillir avec du thé, qui absorbe une partie de ses sels de chaux.

Une autre accusation du même ordre a été encore formulée contre les eaux trop calcaires. On a dit [1] que dans les pays où l'on buvait des eaux chargées de bicarbonate, les habitants étaient particulièrement sujets à des dépôts tophacés, qui incrustent leurs articulations et sont causes de douleurs rhumatoïdes. Cette curieuse observation mériterait d'être continuée et confirmée.

Enfin, on a fait encore aux eaux séléniteuses un plus grave reproche : on leur a, comme nous le verrons, attribué la production du goître, du crétinisme et des endémies des montagnes. Bien plus, M. Guipon, dans son rapport sur les épidémies de l'arrondissement de Laon, en 1860, a noté tout particulièrement l'emploi exclusif des eaux de puits forés dans un sol calcaire, comme coïncidant avec de très-fréquentes hyperthrophies du foie, des caries dentaires et surtout des affections cancéreuses de l'estomac, qui sont, dit-il, si fréquentes dans le pays que le vulgaire les diagnostique dès leur début [2]. Nous savons que ce sont ces mêmes maladies qui apparaissaient autrefois à Reims quand on y faisait aussi un usage exclusif des eaux de puits. Toutefois,

---

[1] Mémoires de la Société de médecine de Clermont-Ferrand.
[2] Voir *Union médicale*, 19 avril 1862 : Rapport de M. Joly sur les épidémies de 1860.

nous serions plutôt porté à attribuer ces accidents à l'action
des matières putrides en état de se décomposer ; mais,
dans tous les cas, il nous paraît sage de reconnaître que ces
sels semblent en effet, puissamment *favoriser* la production
de toutes ces hideuses maladies [1].

EAUX MAGNÉSIENNES.

Ces eaux sont, à certains égards, plus pernicieuses encore que les précédentes. Comme les eaux calcaires, elles
précipitent les acides gras et sont impropres au savonnage,
mais elles cuisent mieux les légumes et les incrustent peu.
D'un autre côté, elles ont un goût amer désagréable, qui
n'invite pas à la boisson, ne peut plaire davantage à l'estomac, et qui place par conséquent les actes de la digestion dans les conditions défavorables dont nous avons parlé
à propos des sels de chaux en débilitant ainsi l'économie.
Mais, plus que ces derniers, ils sont purgatifs, et peuvent,
l'été surtout, affaiblir des intestins déjà si affadis par des
sécrétions abondantes, en devenant encore la cause d'un
nouveau flux diarrhéique. Absorbés et introduits dans le
sang, les sels de magnésie, en quantité surabondante pour
les besoins de l'organisme, constituent, comme les sels
calcaires, un état anormal et doivent donc distraire les
forces à les éliminer par les urines ; mais plus que les sels
de chaux encore, ils tendent à se précipiter à l'état de

---

[1] Nous devons, en finissant, citer l'opinion d'Hippocrate sur ces
eaux : « A ceux dont les organes digestifs sont mous, humides et
» pituiteux, il convient de boire les eaux les plus dures, les plus
» crues et légèrement salées. » Mais outre qu'Hippocrate s'appuie,
pour arriver à ces conclusions, sur des vues théoriques faussées
par les opinions de l'époque où il écrivait, ses derniers mots nous
indiquent qu'il entendait par les termes de *dures* et de *crues* les
eaux saumâtres ou chargées de chlorures de sodium, qui sont, en
effet, si actives contre les tempéraments lymphatiques et le vice
scrophuleux.

phosphate ammoniaco-magnésien insoluble , qui réussit à former dans les divers organes ou dans la vessie des concrétions ou des calculs, pour si peu que l'économie, qu'ils ont contribué à affaiblir, soit disposée à ce genre d'affection. On voit encore ici la justesse de la remarque de Zimmermann.

M. Grange [1], en recherchant dans un long et consciencieux travail les éléments des eaux des pays à goître, celles de la vallée de l'Isère, des Hautes-Alpes, de la Suisse, du Piémont, des Pyrénées, a trouvé dans toutes la magnésie en notable quantité et comme seule matière constante. Il a cru devoir conclure que la présence de cette base favorise puissamment, si elle ne produit cette remarquable affection. Mais les expériences de M. Bouchardat sur la santé des animaux qui vivent dans les eaux artificiellement rendues magnésiennes, l'innocuité générale d'un traitement magnésien prolongé, et surtout cette considération que la magnésie se trouve dans presque toutes les eaux douces , souvent en quantité notable, doit nous faire faire déjà quelque restriction à une opinion que M. Grange soutient du reste par l'autorité de recherches minutieuses et patientes.

EAUX TROP FORTEMENT SILICEUSES.

Nous avons vu que la silice se trouvait, souvent même en quantité considérable, dans toutes les eaux potables (Deville). Mais M. A. Guilbert [2], dans un travail consciencieux, enrichi d'un bon nombre d'analyses des sources du Noyonnais, a trouvé dans leurs eaux une proportion de silice supérieure à la moyenne générale des eaux potables ordinaires: ainsi, l'eau de la fontaine de l'hôtel-de-ville de Noyon, contient $0^{gr},026$ et celle du puits de l'hôpital-général $0^{gr},025$ de silice par litre. Dans les eaux du Noyonnais, cet acide ne

[1] Compt.-rend. Acad. sciences, T. XXVII, p. 358.
[2] Thèse de doctorat en médecine; Paris 1857.

s'abaisse jamais au-dessous de 0^{gr},014. Les autres matières minérales y sont du reste en quantité normale. M. Guilbert attribue à la quantité considérable de silice qu'il a rencontré dans ces eaux, les caries et les pertes de dents, qui sont excessivement fréquentes dans le pays. Il est difficile, dit-il, d'y trouver une bouche saine. Rien dans la constitution des habitants, les usages de la contrée, la composition des eaux, sauf l'excès de silice, ne peut donner l'explication de ce fait singulier. A l'appui de son opinion, il cite l'exemple de M. J.. : celui-ci avait toujours eu de sa bouche un soin scrupuleux ; il va habiter Ribécourt, les eaux que l'on y boit sont tellement siliceuses qu'elles laissent déjà déposer de la silice par leur simple exposition à l'air ; là, malgré tous ses soins habituels, ses dents se recouvrent promptement de tartre, qui les fatiguent et décharnent ; les affaires de J.. lui permettent de quitter le pays, et ses dents redeviennent belles comme par le passé.

Les caries dentaires ont été observées dans plusieurs autres lieux : ainsi, on a remarqué dans les Pyrénées, et à Amélie-les-Bains en particulier, que presque tous les habitants sont brèche-dents. On l'attribue dans le pays à la qualité des eaux. Je n'ai pu trouver leur analyse, mais elles doivent être fortement siliceuses, toutes les montagnes qui les entourent étant formées de roches quartzeuses et granitiques.

On conçoit assez bien que des eaux riches en silice forment facilement, au contact des sels de chaux de la salive, des composés insolubles qui recouvrent les dents d'un enduit qui les déchausse, détruit la gencive et les rend vacillantes, s'oppose ainsi à leur nutrition parfaite, et peut devenir subséquemment cause de leur carie. On sait aussi que les acides même les plus faibles ont la propriété d'attaquer l'émail des dents, c'est-à-dire leur couverte protectrice. Quoi qu'il en soit de l'explication, les faits subsistent et ils méritent une sérieuse attention. Dans tous les cas, à

Narbonne, où, comme nous le verrons, les eaux contiennent
très-peu dé silice, les dents sont fort belles, surtout chez le
peuple.

EAUX ALUMINEUSES.

L'alumine a été notée dans presque toutes les eaux
potables; l'alun et l'alumine en excès, dans plusieurs eaux
peu propres à la boisson, en particulier dans celles de
puits. M. Maumené en a trouvé $0^{gr},0123$ dans les eaux
de puits de la maison des Carmes à Reims, et $0^{gr},0113$
dans celles de la source d'Hermonville (près Reims).
M. Blondeau a dosé dans les eaux que l'on boit à Rodez
jusqu'à $0^{gr},068$ d'alumine ou de sulfate d'alumine par litre
dans le puits de Bourg, et $0^{gr},066$ dans le puits de la place
de Cité, quantités très-considérables par rapport à celles
que l'on rencontre en général. M. Blondeau croit devoir
rapporter à ces substances, et particulièrement à l'alumine
dissoute par un excès d'acide carbonique, le goût terreux
si désagréable de certaines eaux. Du reste, ces fortes proportions d'alumine semblent coexister avec l'exagération
des autres matières salines, des azotates et des substances
organiques. Il paraîtrait donc démontré que l'excès de cette
base se remarque surtout dans les eaux dont il faut se
méfier. Nous ne pensons pas cependant qu'elle ait par elle-
même des effets réellement nuisibles sur l'économie.

EAUX RICHES EN AZOTATES ET EN COMPOSÉS AMMONIACAUX.

Les travaux de Bergmann, de MM. Liebig, Chevreul,
Chatin, Bineau, H. Deville, Boussingault, Blondeau....
ont démontré la présence de ces sels en très-petite quantité dans presque toutes les eaux douces. Elles accompagnent
en général les matières organiques, et s'accumulent avec
elles, en raison du croupissement des eaux, de la chaleur,
de l'action de la lumière, etc.

Il ne faut pas croire que ce ne soit que par milligrammes qu'on a pu doser ces divers sels. M. Bineau a trouvé dans les étangs d'eau douce qui avoisinent Lyon jusqu'à 1 centigramme d'acide azotique à l'état d'azotates. Nous avons noté $0^{gr},132$ d'azotate de soude dans l'eau de certains puits de Reims, et même $1^{gr},566$ de divers azotates pour 1 litre d'eau du puits de la place de Cité à Rodez.

C'est M. Chevreul qui a trouvé le premier des quantités pondérables de carbonate d'ammoniaque dans les eaux de la Seine ; il attribue à ce sel une action très-délétère. M. Boussingault et presque tous les chimistes en ont ensuite dosé de très-faibles proportions dans les diverses eaux. Mais ces quantités peuvent s'accroître beaucoup dans les circonstances dont nous parlions tout-à-l'heure : ainsi, M. Bobierre a trouvé jusqu'à $0^{gr},049$ d'ammoniaque par litre dans les eaux croupissantes du Canal de Bretagne, à Nantes.

Ces masses de matières ammoniacales ou azotiques, produites sous l'influence des composés organiques qui se putréfient, sont aussi toujours accompagnées par eux. On conçoit quels peuvent être leurs effets sur l'économie, quand on se rappelle que l'azotate de potasse et le carbonate d'ammoniaque sont toxiques, même à faible dose. Leur activité est encore accrue par la présence des matières organiques en état de décomposition, et presque toujours par un excès considérable de sels dangereux[1], formés surtout de chlorures de calcium, de magnésium, de sulfates de chaux, de magnésie et d'alumine.

Or, si l'on n'oublie pas que c'est tous les jours, et à plusieurs reprises dans le jour, que ces sels sont absorbés, agissent sur la langue, l'estomac et les intestins, les excitent, les irritent ou les dégoûtent, se mélangent au sang et sont portés en profusion dans toutes les parties du corps, on se convaincra que leur action prolongée peut devenir la cause d'une

[1] Voy. *Eaux de puits.*

intoxication générale. Aussi ne sommes-nous pas surpris de lire cette déclaration des médecins de Reims, à la date de 1746, alors que dans cette ville on ne buvait que les eaux croupissantes des puits [1] : « Nous docteurs et professeurs....
» certifions que nous avons toujours rencontré dans Reims » une infinité de personnes attaquées de ces maux vulgaire- » ment appelés incurables ; nous pensons même qu'il n'est pas » de ville dans le royaume où l'on trouve plus de goîtres, » de squirrhes, de cancers, d'écrouelles, de loupes, de » mélicéris, de stéatomes;..... et généralement de toutes les » maladies comprises dans la classe des tumeurs froides. Il » est ici peu de familles où l'on ne trouve quelque sujet » infecté du virus.... Et nous rencontrons souvent dans nos » salles de dissection, sur des personnes mortes d'apoplexie » ou de fièvre, le mésentère farci de glandes engorgées, » qui préparaient des causes sourdes de mort dans des sujets » sains en apparence et au-dessus de tout soupçon. »

Quelques années plus tard, un généreux citoyen donna sa fortune pour amener dans cette cité les eaux d'une petite rivière, la Vesle ; depuis cette époque, l'état sanitaire de la ville a complètement changé [2].

EAUX CHARGÉES, PAR ACCIDENT, DE MATIÈRES TOXIQUES.

Nous pouvons rappeler ici les eaux de puits de ces maisons contiguës et les symptômes d'empoisonnement qu'éprou- vèrent à plusieurs reprises ceux qui en burent. Braconnot y reconnut de l'arsenic, qui y avait été entraîné d'une fabrique voisine de papiers peints : les eaux de pluie dis- solvaient le principe toxique, pénétraient dans le sol et portaient, par infiltration, le poison dans tous les puits circonvoisins (voir *Puits*). — Rœmer raconte aussi, dans

---

[1] Cité par Maumené (Mémoire sur les eaux de puits de la ville de Reims).
[2] Thouvenel, Mém. de la Soc. de médecine, 1777 et 1778.

son *Traité de police judiciaire,* que les couleurs vénéneuses
des teinturiers et des imprimeurs sur toile avaient intoxiqué
les eaux au point que les poissons y périrent, et que les
particuliers qui en firent usage furent empoisonnés. Nous
pouvons encore citer les divers accidents qui ont eu lieu
pour avoir bu des eaux de pluie tombées sur des toitures
ou qui avaient passé par des tuyaux de plomb. On se rappelle les coliques saturnines dont furent atteints les membres
de la famille de Louis-Philippe, en 1848, à leur château
de Claremont [1]. Nous pouvons citer encore, comme un
fait plus inattendu, les accidents causés à Paris par les
eaux de citerne de maisons contiguës, et dans lesquelles on
trouva une notable quantité de cuivre : il provenait d'un
tuyau de ce métal qui terminait une cheminée du quartier.
Le cuivre, transformé en sulfure par les gaz dégagés du
foyer, entraîné par la fumée et le vent, allait se déposer sur
les toits, y passait à l'état de sulfate et se dissolvait ensuite
dans les eaux de pluie qui alimentaient les citernes [2].

A toutes ces observations recueillies par la science on
pourrait en ajouter bien d'autres, moins authentiques peut-
être, mais qui ont eu plus d'éclat : ainsi, l'histoire de ces
eaux de puits ou de citernes empoisonnées par les indigènes
en Amérique, dans les Indes, et jusqu'en Europe, au
moyen-âge, par les partis religieux ou politiques.

Toutefois ces faits ne constituent pour les eaux que des
conditions accidentelles qui ne se rencontrent que rarement,
mais dont il est cependant bon d'être averti. Ils ne représentent qu'un état passager, artificiel, des eaux, et non une
espèce particulière. Nous n'en dirons donc pas davantage,
et nous passerons aussitôt à l'étude de l'action de matières
bien autrement dangereuses.

[1] Gueneau de Mussy, Arch. gén. de méd., 4e série, T. XX.
[2] Annales d'hygiène et de méd. légale, T. XVI, p. 317.

EAUX CHARGÉES DE MATIÈRES ORGANIQUES.

Presque aucune des eaux potables n'est absolument privée de composés organiques ; nous en avons trouvé dans les eaux de beaucoup de sources, dans les eaux de rivière, les eaux de puits et d'étangs, et jusque dans celles de pluie, de glaciers et de lacs. Nous voulons, dans cet article, apprécier l'importance de la présence de ces diverses matières dans notre boisson, au point de vue de leur action sur la santé.

De ces substances, les unes sont en général le résidu de la vie, produits de déjections, de décomposition ou de putréfaction ; les autres sont encore organisées ou même vivantes, accompagnées souvent par les premières, se développant et se reproduisant au sein des eaux, et tendant sans cesse, par leurs excrétions ou leurs détritus, à en augmenter les impuretés. L'influence malfaisante de celles-ci est souvent bien autrement puissante que celle des premières.

Aussi, pour faire des matières organiques une étude méthodique, nous les diviserons 1° en substances organiques, proprement dites, en état d'altération ou de putréfaction ; 2° en matières organisées vivantes, végétales ou animales.

I. Matières organiques non vivantes.

De ces matières les unes sont solides ou dissoutes par les eaux auxquelles elles communiquent leur odeur, leur saveur et leur couleur, les autres sont gazeuses.

Les détritus des végétaux et des racines que les rivières arrachent à leur rive ou reçoivent dans leur trajet, et les débris qui se déposent chaque année au fond des eaux qui nourrissent un grand nombre de plantes, constituent des conditions défavorables à leurs bonnes qualités. Non-seulement le sucre, les albumines végétales, la sève et ses matières extractives se dissolvent directement; mais, en outre, il se forme toujours sous l'influence de la chaleur et de la lumière des produits de décomposition peu définis, auxquels on a donné le nom d'*humoïdes*. Ce sont eux qui jaunissent fortement les eaux croupissantes ou celles des fleuves dont le cours est peu rapide. Ainsi, la rivière de la Somme, près d'Amiens, coule lentement à travers des tourbières, et ses eaux y contractent le goût marécageux qui les fait rejeter pour la boisson. Le Nil, le Mississipi, le Gange, qui, à leur embouchure, se transforment en étangs et permettent aux végétaux de croître dans leur lit, se chargent aussi dans ces conditions de matériaux humiques. Dans leurs débordements, les eaux des fleuves viennent, souvent pendant plusieurs jours, baigner des terrains recouverts de végétaux qui les ont enrichis en humus, et prennent surtout dans ces conditions le caractère marécageux. Après les inondations de la Loire, ses eaux jaunâtres donnent des coliques à tous ceux qui en boivent.

Sur certaines petites rivières, la présence des fabriques qui s'y déchargent de leurs résidus agit d'une manière très-fâcheuse sur les qualités du liquide. Nous pouvons surtout citer, parmi ces industries, celles du rouissage du chanvre, de l'amidonnerie, du tannage, de l'épuration des graisses, etc.

Plusieurs fois les populations ont réclamé contre des abus qui les privent de leur boisson habituelle, et semblent coïncider dans le pays avec l'apparition de maladies endémiques. Consultés par les autorités, les médecins et les chimistes se sont préoccupés des effets produits sur les qualités des eaux par les résidus des diverses fabriques. Le nom de M. Parent-Duchatelet se trouve bien souvent en tête de ces recherches d'hygiène publique. Le mémoire où il étudie l'influence du rouissage du chanvre sur les eaux de rivière, est un modèle de précision et de patience scientifiques [1]. Nous pouvons certainement prendre comme type des boissons altérées par des produits organiques en état de se décomposer, ces eaux jaunâtres, d'une odeur repoussante et d'un goût nauséabond, qui coulent dans les rivières bordées de routoirs.

Or, il résulte des expériences de Parent-Duchatelet qu'elles peuvent, en effet, si elles sont fortement chargées de matières organiques provenant du chanvre, amener la mort des poissons; que les macérations de saule, de peuplier, de chou, etc., agissent de la même manière; que leurs émanations n'ont, par elles-mêmes, d'autre effet sur la santé que celui des eaux croupies ordinaires; mais qu'*ellss ne tiennent en dissolution aucun principe vénéneux*. M. Parent-Duchatelet avait surtout à se préoccuper, dans ce travail, de l'opinion populaire, qui attribuait aux eaux des routoirs des propriétés directement toxiques; et il est impossible de résister à ses conclusions contraires, quand on le voit, lui, une partie de sa famille et plusieurs malades de la clinique de M. Andral, se dévouer à boire pendant plusieurs jours de ces eaux putrides, sans en éprouver le moindre accident.

Il n'y a donc pas de danger *direct* à avaler ainsi quelques gorgées d'eau salie de matières humiques ou même en état de se décomposer; elles ne sont pas vénéneuses dans toute la force de ce terme. Mais de-là arriver à conclure qu'il n'y aurait aucun mal à faire usage, à chacun de ses repas, d'une boisson de beaucoup même moins chargée de produits de décomposition, à s'exposer à un dégoût continuel, à remplir chaque jour son estomac de matières à demi putréfiées, il y a loin comme on le voit. La répugnance des populations pour ces eaux impures résulte d'une vieille expérience à laquelle l'observation sérieuse est souvent venue donner raison : c'est

[1] Annales d'hygiène et de médecine légale, T. VII, p. 237.

ainsi que P. Franck, dont l'autorité ne saurait être certainement contestée, nous raconte que , dans un petit village
du Brunswick, il y avait tous les ans, en automne, une
épidémie terrible de dyssenterie causée par le rouissage
du chanvre dans les eaux du pays ; preuve évidente que,
par la continuité de son action, un agent délétère peut
produire les effets dangereux dont il paraissait tout d'abord
impuissant.

Une autre cause d'altération des eaux par les matières
organiques, c'est leur passage à travers les villes. Nous rap-
pelons ici ce que nous avons dit précédemment à propos de
la présence dans les eaux des composés ammoniacaux et des
azotates, ainsi que des immondices que les égouts, les eaux
pluviales ou les fabriques y vomissent tous les jours, et que
M. Chatin a vu souvent arriver à $0^{gr},5$ et plus, par litre, dans
les eaux de la Seine à Paris. Certainement qu'on ne pourra,
dans ces cas extrêmes, nier l'influence maligne de telles boissons sur la santé publique ; mais lorsque, comme il arrive
le plus généralement, ces matières très-putrescibles, très-
actives, il est vrai, n'existeront qu'en quantité impondé-
rable, qu'on n'en aura noté que des traces, pourra-t-on
sans danger user de ces eaux ?

Dans bien des cas buvez sans crainte ; très-souvent aussi
prenez garde. Les réactions de la vie paraissent quelquefois
avoir lieu sous l'influence de matières suspectes impondérables,
et l'équilibre très complexe du jeu des fonctions est souvent
plus facile à troubler que l'équilibre si simple qui préside à
l'oscillation du fléau de la plus sensible des balances. Mais
quelles sont les matières actives ; quelles sont celles qui ne
le sont pas? Pourquoi n'agissent-elles pas sur tous également-
ment? Pourquoi resteront-elles aujourd'hui inertes? Pourquoi demain quand les conditions atmosphériques, les constitutions médicales changeront, produiront-elles là le goître,
ici les coliques et la diarrhée, ou bien la dyssenterie ou la

peste? Malheureusement nous n'en savons encore presque rien. Le plus sage est donc de s'abstenir de ces eaux suspectes, et de ne pas conclure à leur innocuité parce qu'on aura pu en boire quelque temps impunément, ou parce que les matières organiques ne s'y trouvent qu'en très-faible proportion.

En voici, du reste, des preuves. Dupasquier rapporte qu'il y a quelques années, toute une partie de la garnison de Lyon, casernée à Perrache, fut affectée d'une maladie endémique pour avoir bu de l'eau d'une pompe qui ne présenta rien de particulier à l'analyse.

En 1831, une mortalité considérable se déclara dans les écuries d'artillerie de Toulouse; les eaux que buvaient les chevaux paraissaient cependant très-pures à l'odorat et au goût : cette mortalité cessa subitement quand elles furent remplacées par celles de la Garonne.

Comme nous l'avons vu encore, la ville de Reims, qui ne buvait, il y a un peu plus d'un siècle, que l'eau de ses puits salie par une très-petite quantité de matières organiques suspectes, était la ville du royaume la plus affligée d'engorgements glandulaires, de scrophules et de cancers.

Dans la *Revue thérapeutique* du 15 avril 1862, M. Decondé rapporte le fait d'une épidémie de fièvre typhoïde qui a attaqué, en septembre dernier, 31 personnes sur le nombre de 120, dans le couvent des sœurs de la charité à Munich, alors que l'état sanitaire de la ville était très-satisfaisant. Toutes celles qui tombèrent malades avaient bu de l'eau d'un puits qui recevait les infiltrations des égouts du couvent et de l'hôpital-général attenant. Le professeur Pétenkoffer y démontra la présence de traces de substances organiques et quelques animalcules vivants. L'épidémie finit aussitôt que l'on cessa de boire de cette eau.

Enfin, il suffit quelquefois de la petite quantité des matières enlevées soit au pavé des rues, soit au sous-sol

toujours infect des villes, par une pluie un peu abon-
dante, pour que celle-ci, en se mélangeant avec les eaux de
rivière, de citerne, ou de puits, coïncide avec l'apparition
d'accidents graves qui prennent l'apparence de maladies
épidémiques, et dont la seule cause est l'infection des eaux
par une très-faible proportion de composés putrides que le
chimiste ne saurait le plus souvent y découvrir.

On voit donc que dans les cas eux-mêmes, où les matières
suspectes restent impondérables, les eaux peuvent devenir
très-dangereuses pour la santé publique ; que leur nocuité
peut être fortement activée par certaines conditions de température, de changements de saison, de constitutions médicales, souvent exagérées encore par les circonstances locales
ou les idiosyncrasies individuelles ; et que, si nous pensons
qu'il est prudent de s'abstenir, quand on le peut, des eaux
auxquelles on sait qu'il s'est mélangé de petites quantités
d'impuretés, nous proscrivons absolument celles qui reçoivent
les eaux vannes des égouts, des abattoirs, des équarrissoirs,
des latrines, et les produits croupis des féculeries, des fon-
deries de graisse, des buanderies...... tout autant de
causes morbifiques, certainement mille fois plus appréciables
au creuset de la santé publique qu'à nos plus sensibles réactions de laboratoire.

Certaines eaux de source et de rivière contiennent quelquefois aussi des matières organiques définies, mais qui ne
sauraient avoir par elles-mêmes aucun danger : je veux
parler des acides crénique ($C^{12}H^{16}AzO^{12}$), apocrénique,
crénates... découverts par Berzelius dans quelques sources
ferrugineuses de Suède, et, plus tard, notées dans une
foule d'eaux potables très-innocentes [1]. Nous pouvons affirmer que ces composés organiques ne participent en rien des
propriétés délétères des précédentes.

[1] On peut s'en convaincre en feuilletant la première partie de
l'*Annuaire des eaux de France*.

Matières gazeuses. — En général, tout corps organique végétal ou minéral, *en état de se détruire* au sein de
l'eau, lui enlève son oxygène, et le remplace par les produits
gazeux de sa décomposition. Sous cette influence, non-seulement l'oxygène dissous disparaît, mais celui des sulfates
eux-mêmes est peu à peu absorbé; à leur place, il se forme
des sulfures et de l'hydrogène sulfuré, en même temps que
par l'effet de la putréfaction une partie du carbone du composé organique se dégage à l'état de gaz très-divers. Ainsi,
dans certaines eaux croupissantes, M. Maumené[1] a trouvé,
pour 100 parties de gaz, 48^p,4 d'hydrogène protocarboné et
14^p,2 et jusqu'à 22^p d'oxyde de carbone. La présence de ce
dernier, surtout en quantité aussi considérable, vient servir,
à son tour, à expliquer une partie des effets toxiques de ces
eaux. Nous parlerons bientôt de celles qui sont chargées de
miasmes.

On voit donc que la présence des matières organiques,
en général en état de se putréfier, rend dangereux l'emploi
habituel des eaux qui les contiennent; que, sous leur influence, plusieurs maladies prennent le caractère endémique,
qu'elles donnent plus particulièrement lieu aux coliques, à la
diarrhée, aux dyssenteries, peut-être aux fièvres typhoïdes,
et à diverses altérations organiques qui se traduisent par des
engorgements ganglionnaires et viscéraux, enfin qu'elles
favorisent le développement des diathèses scrophuleuse et
cancéreuse.

II. Matières organiques vivantes.

La présence dans les eaux de petits êtres microscopiques
animaux ou végétaux est bien plus commune, et leur influence nuisible bien plus directe qu'on ne le pense.

Depuis long-temps Priestley avait remarqué dans les eaux
douces courantes l'existence d'une matière verte à laquelle

[1] Compt.-rend. Acad. des sciences, T. XXXI, p. 272.

on donna le nom de *matière verte de Priestley.* H. Davy
avait plus tard reconnu que les eaux de couleur verte ou
vert-jaunâtre devaient cette teinte à une substance organisée, et Bory-Saint-Vincent avait noté dans les eaux de
la mer cette matière animale à laquelle il donna le nom de
mucosités de la mer. Avant eux, même, Boërhaave, Spal-
lanzani, Zimmermann, Leeuwenhoek avaient attribué la
putréfaction de certaines eaux au développement d'œufs d'insectes et d'infusoires, et un savant anglais, Bostock, avait le
premier observé que l'altération, de tout temps connue par
les marins, de l'eau embarquée et conservée à bord, était
due à la formation de myriades de *petits infusoires.*

L'attention était donc éveillée dès long-temps sur la
question de la présence de matières vivantes dans les eaux ;
mais on ne connaissait ni les conditions de leur naissance et
de leur accroissement, ni l'importance qu'on devait leur
accorder. C'est de nos jours à peine que les travaux de
MM. Pouchet, Marchand, Joly et surtout Pasteur... ont
levé un coin du rideau qui nous voile encore ces intéressantes questions.

M. Pasteur vient de prouver, par un magnifique travail [1],
que l'air est le véhicule d'un nombre infini de germes de
diverses espèces (mucors, mucédinées, vibrions, vol-
voces...). Ces petits êtres peuvent se développer dans les
eaux chargées de matières organiques, s'y reproduire et
s'y putréfier. Il est probable que la plupart de ceux qui
vivent au sein des eaux qui coulent à la surface du sol,
et dont l'origine et la génération excitent en ce moment
de si intéressantes recherches, proviennent de ces nombreux
germes atmosphériques que les eaux balaient sur leur passage.
Rien n'empêcherait toutefois d'admettre que certains d'entre
eux n'aient été entraînés dans les airs et sur la terre par les
pluies elles-mêmes, et n'aient pu s'infiltrer avec elles à tra-

[1] Annales de chimie et de physique, janvier 1862.

vers les couches perméables des terrains et être apportés
ainsi jusqu'aux nappes liquides inférieures. Il est donc possible que certains de ces infusoires existent bien réellement
dans les eaux des sources, à leur sortie de la terre. Cette
hypothèse de la vie au sein même des couches du globe n'a
rien d'improbable, surtout quand on lit, dans les *Mémoires
scientifiques* d'Arago [1], l'histoire de ces lacs souterrains de
Sablé, en Anjou, et de Kirmitz en Carniole, qui, lorsqu'ils
viennent à déborder par leurs soupiraux jusqu'à la surface
du sol, portent au jour non plus seulement des infusoires,
mais même des poissons, et jusqu'à des *canards* organisés
pour pouvoir ainsi vivre à une grande profondeur au-dessous
du sol.

Les premières conditions du *développement* des infusoires
transportés par les eaux sont : la lumière, puis la chaleur,
enfin le renouvellement de l'air. M. Marchand [2] et M. Coste
ont montré que dans les eaux conservées à l'abri de la lumière et dans un espace suffisamment large, mais soustrait
à l'influence de l'air extérieur, non-seulement il ne se
développe aucun germe, si elles n'en contenaient pas, mais
que ceux-là mêmes qui y existaient peuvent s'y détruire
assez rapidement ; qu'au contraire, pour si peu que la
lumière vienne à les impressionner, ils y pullulent, comme
à l'envi, en millions d'infusoires végétaux ou animaux.
On sait, du reste, que l'influence la plus directe de la lumière sur les végétaux plus élevés, c'est leur floraison. Les
plantes peuvent se développer, mais jamais fleurir, ni produire dans une demi-obscurité. L'influx lumineux est donc
un des agents les plus actifs de la propagation de tous ces
petits êtres qui sont transportés par les eaux.

Une seconde condition dont il faut tenir grand compte,
c'est la température. Dès que la chaleur se fait sentir,

[1] Annᵣᵉ du Bur. des longitudes, 1834, p, 212.
[2] Compt.-rend. Acad. sciences, T. XXXVII, p. 749.

la génération de ces divers infusoires s'active , et les eaux fourmillent de leurs produits. En examinant celles du Rhône à différentes saisons, M. Donné a trouvé en hiver (les eaux étant à + 2°, d'une limpidité parfaite, et la température extérieure au-dessous de 0° depuis quelques jours) quelques rares substances végétales organisées , et un très - petit nombre d'animalcules microscopiques ; peu de jours après, alors que le froid eut diminué et que le dégel eut permis aux eaux ménagères de s'écouler dans le fleuve , il reconnut une plus grande quantité de végétaux (nostocks, proto-mènes) et de nombreux infusoires (vibrions, monades, volvoces). Le même auteur découvrait aussi en hiver , dans les eaux de source de la rive gauche de la Saône, quelques végétaux cellulaires ou filamenteux très-simples, des vol-voces, des vibrions, etc.

Examinée par lui en été, l'eau du Rhône et celles de la Saône, recueillies par une température de + 24°, lui don-nèrent un bien plus grand nombre d'infusoires des genres précédents, et de notables débris de végétaux organisés. Le nombre des algues inférieures et des animaux microsco-piques qui existent dans les eaux de source, avait également augmenté en été. [1]

L'action des saisons chaudes est donc évidente, et, du reste, on n'ignore pas que c'est surtout sous l'influence de la lumière et de la chaleur que se développe aussi dans l'atmosphère le fluide électrique, qui favorise, on le sait (Nollet) , si puissamment le développement des plantes.

Une autre circonstance favorable à la génération facile de tous ces petits êtres, c'est le repos et le croupissement des eaux. Dans ces conditions il se produit , comme à l'envi, tout un monde de végétaux et d'animaux, dont les plus envahissants étouffent bientôt tous les autres. L'influence des

[1] Ce travail est inséré dans l'ouvrage de M. Dupasquier : *Compa-raison des eaux de source et de rivière,* pag. 322.

matières vertes, soit végétales, soit même animales, c'est de
décomposer l'acide carbonique en mettant l'oxygène en
liberté, et fournissant ainsi à la respiration des animaux qui
vivent avec eux. Ces êtres vivants ne sont donc pas toujours
désoxygénants, comme le seront leurs dépouilles, et comme
nous avons vu qu'il arrive toujours pour les composés organiques précédents. Un des plus curieux exemples de l'action de ces matières est certainement celui qui a été observé
dans les eaux stagnantes de l'Anjou par MM. A. et C.
Morren[1]. Sous l'influence de leur exposition à l'air, du repos
et de l'action de la lumière, il se forme en quantité dans
les nombreux étangs du pays un petit animal de couleur
verte (l'*enchélide monadine*), qui s'empare de l'acide carbonique dissous dans les eaux, le décompose sous l'influence
de la lumière et d'autant mieux que celle-ci augmente
davantage d'éclat, fixe le carbone et excrète l'oxygène absolument comme le feraient les parties vertes des plantes; de
sorte qu'au bout d'un certain temps, la quantité d'oxygène
dissous dans l'eau peut devenir considérable, et arriver, par
exemple, jusqu'à 61 °/₀ des gaz dissous.

Cette propriété des parties vertes, le plus souvent végétales, explique ce fait, depuis long-temps observé du
reste, que les végétaux et les animaux semblent se fournir
mutuellement protection, et par là s'opposer à toute
corruption du liquide au milieu duquel ils vivent. Aussi
les voit-on presque toujours coexister dans les eaux; il
semble qu'ils y soient destinés à s'emparer des déjections ou
des détritus les uns des autres, et à y empêcher toute
putréfaction.

Il se trouve donc dans toutes les eaux un certain nombre
d'infusoires et de végétaux microscopiques qui peuvent y
vivre et s'y multiplier; et les conditions qui favorisent le

[1] Ann. de chim. et de phys., troisième série, T. I.

plus leur développement, c'est l'exposition de ces eaux à l'air, leur échauffement, leur insolation, leur croupissement et la simultanéité des matières végétales et animales.

Quelle est sur la santé publique l'action réelle de tous ces petits êtres que nous absorbons tous les jours par nos boissons? Leur influence est très-souvent nulle ; ne les retrouve-t-on pas dans presque toutes les eaux potables? Mais, dans les conditions favorables dont nous avons parlé, et surtout sous l'effet de certaines constitutions épidémiques, les eaux, réceptacle naturel de tout ce qui vit emporté par les vents, milieu tout préparé pour recevoir et nourrir les germes atmosphériques, chargées du reste par elles-mêmes de détritus organiques qui servent à ces germes de terrain et de pâture, les eaux s'imprègnent alors dans toutes leurs parties de ces éléments étrangers, déjà si dangereux quand nous les respirons directement dans l'air, mais qui doivent être bien plus nuisibles encore quand nous les portons par la boisson au contact intime de notre sang et de chacun de nos viscères, et semblent devenir alors les agents les plus généraux et les plus actifs des maladies graves et endémiques.

C'est particulièrement dans les eaux croupissantes et marécageuses que, l'été surtout et dans les contrées chaudes, paraissent s'élaborer les germes des fièvres paludéennes et peut-être des grandes épidémies, effets extrêmes de l'action délétère des eaux de mauvaise nature. Dans nos marais des pays tempérés, l'infection se borne en général à produire les miasmes des fièvres intermittentes et rémittentes; mais dans les pays chauds, la fermentation et la vie s'activent sous les flots de chaleur, de lumière et d'électricité [1]. Les eaux

[1] Dans ses *relations medicales sur la fièvre jaune*, M. Maher dit, p. 73 : « On a a constaté aux Antilles l'influence fâcheuse des »orages, et M. Bellot, à la Havane, a remarqué qu'une grande »quantité de fluide électrique répandu dans l'atmosphère exerce »une action évidente sur l'apparition et le développement de l'épi-»démie de fièvre jaune. »

croupissantes du Nil débordé lancent alors dans les airs les germes de la peste, sur les rives du Gange et du Volga s'élaborent ceux du choléra, et sur celles du Mississipi se développent à l'envi les semences de la fièvre jaune. Et qu'on ne pense pas que ce soit comme au hasard que nous employons les mots de *germes*, de *semences* ; car si nous avions ici à développer l'étiologie de ces tristes affections, nous pourrions peut-être démontrer que, parmi les êtres innombrables que l'air charrie, il en est certains qui leur viennent plus particulièrement des végétaux et des animaux inférieurs qui fourmillent dans les eaux dormantes, doués d'une activité puissante, qui peuvent à la manière de ces cryptogames qui forment les éphélides ou la teigne, ou de ces animaux singuliers qui vivent dans nos intestins, dans nos viscères et jusque dans notre cerveau, qui peuvent, dis-je, passer dans le sang, s'y développer en l'altérant, y vivre à nos dépens, et par leurs générations successives, sans doute, produire ces intermittences et ces exacerbations qui caractérisent ces maladies. Nous pourrions démontrer peut-être qu'il est impossible d'expliquer ces faits singuliers par des empoisonnements produits par des gaz de nature déterminée, quelque délétères du reste qu'on puisse les supposer, et qu'il n'y a qu'un miasme VIVANT qui puisse, sous son imperceptible volume, devenir le *germe spécifique* de ces terribles affections.

Aujourd'hui nous devons nous borner à dire le rôle que joue l'eau prise en boisson dans la production de ces maladies. Ce n'est pas, en effet, par l'air que sont toujours transportées ces matières infectieuses. Les eaux deviennent très-souvent aussi des causes directes d'intoxication ; elles se chargent du principe virulent, et ne semblent l'émettre dans les airs qu'après saturation. Aussi les habitants des bords des marais demeurent-ils, par la boisson de ces eaux impures, sous l'action continue de la cause morbifique.

« Les eaux dormantes », dit Hippocrate, « sont lourdes,
» malsaines et propres à augmenter la bile ; ceux qui en font
» usage ont toujours la rate volumineuse et dure, le ventre
» resserré, émacié et chaud ; ils sont affamés, altérés ;.. les
» hydropisies, à la suite de leur usage, sont très - dange-
» reuses [1]. »

Quant à l'action directe de la boisson sur la production
des fièvres intermittentes, l'opinion du même médecin [2]
est que l'intoxication paludéenne se fait aussi bien par l'eau
qui dissout les miasmes que par l'air qui les transporte.
Galien nous dit à son tour : « *Potest efficere morbum*
» *universalem haustus aquæ infectæ* » ; et Rhazès [3] : *Aqua*
» *vero stans et putrida splenem augmentat et complexionem*
» *corrumpit et generat febres.* » Montfalcon fait observer [4]
que l'usage des eaux stagnantes est non-seulement nuisible
à l'homme, mais aussi aux animaux. Les quadrupèdes
nourris exclusivement dans les contrées marécageuses y
dépérissent, et dès la première génération leur race s'y abâ-
tardit sous l'influence des herbages malsains et des eaux
croupies ; leur chair devient insapide, aqueuse ; le poisson
même y contracte un goût de vase. Il est remarquable de
voir que les haras de chevaux qui paissent en Camargue et
dans nos pays ne se désaltèrent jamais aux eaux, quelque
limpides qu'elles puissent paraître du reste, des marais où
ils vivent ; leur santé est à ce prix.

On voit donc l'influence morbifique puissante de ces eaux
délétères ; mais comme, dans toutes ces observations, les
effets simultanés des miasmes transportés par les airs peuvent
jeter du doute ou de l'obscurité sur ceux qu'il faut attribuer
à l'eau elle-même, je veux, en finissant, citer une curieuse

[1] *De l'air, des eaux et des lieux* (trad. Littré).
[2] *Voir* T. I, p. 433 (trad. Littré).
[3] Cité par Boudin (*Traité de géogr. et de statistique médicales*).
[4] Histoire des marais.

observation rapportée par **M.** Boudin, qui en a été le témoin [1] : elle démontre d'une manière incontestable que
souvent c'est par l'eau seule que peut se faire l'intoxication
paludéenne.

Au mois de juillet 1834, par un beau temps, 800 soldats français sont embarqués à Bône sur trois navires. La
santé se conserve parfaite sur deux d'entre eux. Des 120 mi-
litaires embarqués à bord du troisième, *l'Argo,* 13 succom-
bèrent pendant la traversée à des fièvres pernicieuses ; sur
les 107 survivants, 98 débarquèrent à Marseille, atteints
de fièvres intermittentes de tout type, de toute variété ; ils
furent, à l'exception de 4, guéris par du sulfate de quinine.
Les deux autres navires, partis du même lieu, le même jour,
emportant des hommes soumis aux mêmes fatigues, aux
mêmes influences morales, aux mêmes conditions locales,
ne présentèrent pas un seul malade. Une enquête médicale,
ordonnée par l'autorité militaire, mit au jour qu'au départ
de *l'Argo,* dans un moment de précipitation, plusieurs tonneaux d'eau, puisés dans un lieu marécageux, avaient été
embarqués pour la boisson des soldats, qui se plaignirent,
en effet, pendant la traversée, du goût désagréable de ce
liquide. L'équipage du même vaisseau, qui avait fait usage
de sa provision d'eau ordinaire, ne présenta aucun malade.

Un fait presque identique est cité par Rochard, à propos
d'un navire qui fut envahi par la fièvre jaune ; mais il nous
paraît que l'exemple précédent est on ne peut plus con-
cluant, pour prouver l'influence directe de l'action de l'eau
dans les intoxications paludéennes en général.

Abstenons-nous donc de boire de toutes celles dans lesquelles le croupissement, l'élévation de la température,
l'action de l'air et de la lumière, auront fécondé comme à
l'envi des germes souvent si pernicieux, liquides délétères

---

[1] Traité de géographie et de statistique médicales, T. I, p. 142.

dont les fatals effets faisaient jeter à notre Chaptal [1] ce cri si pathétique :

« Le spectacle aussi vrai qu'effrayant d'un peuple débile
» attaché sur les bords empoisonnés d'un averne, d'un habi-
» tant faible et languissant moissonné au milieu de sa course,
» d'une race future mal assurée, des débris de maisons, des
» champs abandonnés, doit émouvoir toute âme sensible...
» Le cri de la misère publique n'est pas encore étouffé. »

Travaillons donc patiemment à dégager de leurs ténèbres ces questions si délicates, mais si intéressantes, des géné-rations microscopiques. Quand nous aurons appris comment se développent et se multiplient les germes malsains, un jour viendra peut-être où nous saurons les détruire.

ARTICLE TROISIÈME.

Peut-on rapporter à l'influence de certaines eaux le développement du goître et du cré-tinisme ?

On a vu qu'un reproche commun avait été fait à plusieurs des eaux que nous avons étudiées précédemment : celui d'être cause des dégénérescences si connues sous le nom de *goître* et de *crétinisme*. Nous avons préféré ne pas diviser la dis-cussion de cette question importante dans des paragraphes séparés, et en former ici un article spécial. Du reste, de toutes les maladies que l'on a attribuées à l'usage des eaux malsaines, il n'en est pas dont l'étiologie soit plus intéres-sante et peut-être moins connue, quoiqu'elle ait été déjà le sujet de nombreux travaux.

Née du sentiment populaire, l'opinion qui rapporte aux eaux la cause de ces affections, a été souvent encore corroborée par les travaux des savants. Mais de leurs

[1] Mémoires, T. I, p. 434.

études longues et patientes est ressorti, selon nous, un résultat bien opposé à celui qu'on pouvait en attendre : c'est qu'il fallait rechercher autre part que dans les qualités physiques des eaux, ou dans ces divers composés définis dont elles peuvent être appauvries ou chargées en excès, la cause de ces singulières maladies [1].

On pourrait citer bon nombre de faits qui semblent cependant prouver que c'est sous l'influence de certaines eaux que se développe le plus souvent l'affection goîtreuse. En Savoie existent des sources où le principe toxique paraît s'être tellement accumulé, que les jeunes gens viennent *en quelques mois* y acquérir cette hideuse difformité dont ils attendent l'exemption du service militaire (Grange). Il y a quelques années que dans un régiment de jeunes hommes bien portants, en garnison à Genève, tous les soldats furent pris en peu de temps d'hypertrophie du corps thyroïde pour avoir exclusivement bu l'eau malsaine d'une pompe de leur caserne : cet accident disparut quand ils recoururent à une autre boisson (Coindet). D'un autre côté, il existe, au dire de M. Boussingault, dans les Cordillères des familles tout entières qui se préservent du goître *au milieu des pays infectés,* en ne buvant que de l'eau qu'elles envoient recueillir dans des lieux qui ne sont pas atteints par l'endémie.

Tous ces faits semblent incontestablement prouver que c'est dans les eaux qu'il faut rechercher le principe nuisible; nous allons donc prendre une à une les diverses accusations formulées contre elles et en discuter la valeur.

1° *On a attribué le développement de ces affections à la pureté et à la fraîcheur des eaux de montagnes.* — Il est vrai, en effet, que souvent dans les pays montagneux

---

[1] Les principaux travaux sur cette matière sont dus à MM. Ferrus, Mac-Clelland, Foucault, Chatin, Bouchardat, Niepce, Grange, Mgr. Billet, de Chambéry, et la Commission sarde.

le goître et le crétinisme existent à l'état endémique. M. Boussingault l'a observé sur les Cordillères, De Humboldt sur toutes les montagnes de l'Amérique et de l'Asie, Mac-Clelland dans celles des Indes, une foule de savants français et étrangers dans les Alpes, les Pyrénées...

Mais observons que, sur les terrains granitiques, au-dessous même des glaciers, *le goître est on ne peut plus rare* (Mac-Clelland, Grange); c'est à peine s'il apparaît sur les terrains inférieurs de micaschiste et de d'hornblende. C'est surtout sur le calcaire de transition, au pied des montagnes élevées, qu'on le voit sévir dans toute sa rigueur; les eaux s'y sont enrichies cependant de sels calcaires et magnésiens, et leur pureté ainsi que leur fraîcheur ont déjà considérablement diminué.

Dans les Cordillères, les habitants de Mariquita qui boivent les eaux du Guali, torrent qui sort du glacier de Ruiz, et ceux des environs d'Ibagué qui s'alimentent à celles du torrent de Combayma, qui provient de la fonte des mêmes glaces, sont très-sujets au goître; mais la plupart des villes et des villages de la Nouvelle-Grenade, où règne cette affection, boivent des eaux d'une origine différente [1]. Bien plus, à Sumatra, où le goître est très-commun d'après Marsdin's, on n'a jamais vu ni neiges ni glaces; au contraire, au Chili et au Thibet, où toutes les rivières proviennent de la fonte des glaciers, le goître est inconnu [2].

Dans le département de la Seine-Inférieure, qui forme une *vaste plaine* ouverte aux vents et au soleil, le goître est endémique. On y boit cependant les eaux d'un grand fleuve éloigné de toutes montagnes, et dont le degré de minéralisation et de fraîcheur est celui de nos meilleures eaux [3].

[1] Boussingault, Annales de chim. et de physique, T. XLVIII, pag. 1831.
[2] Cité de J. Anglada : Fragments inédits d'hydrologie médicale.
[3] Vingtrinier, Annal. d'hygiène et de méd. légal., T. LI.

Enfin, sur plusieurs versants des hautes chaines, sur la pente occidentale des Alpes et des Cordillères, dans bien des vallées des Pyrénées, où l'on boit cependant les eaux fraîches et pures de la fonte des neiges, le goître est au contraire à peu près inconnu. — Ainsi, les eaux de montagne n'ont pas toujours la propriété de produire l'hypertrophie du corps thyroïde, tandis que celles des plaines la font naître endémiquement quelquefois ; on ne saurait donc attribuer ces accidents à l'exagération de la pureté ou de la fraîcheur des eaux montagneuses.

Il est évident toutefois que les pays élevés paraissent prédisposer à ces dégénérescences, que les eaux fraîches et pures semblent devenir dans bien des cas une cause provocatrice ou occasionnelle, et qu'on doit penser avec Hallé que la fraîcheur des eaux peut contribuer pour son compte à produire des congestions glandulaires. L'eau qui provient de la fonte des glaces, dit-il, donne des coliques et des enflures dans les glandes à ceux qui ne sont pas habitués à la boire [1].

2º *On a attribué l'affection qui nous occupe à la dés-aération des eaux.* — Cette opinion, soutenue en particulier par M. Boussingault [2], a été appuyée des faits suivants.

Le goître se développe en général sur les hautes montagnes, où la pression atmosphérique étant considérablement diminuée les eaux ne contiennent qu'une faible quantité d'air en dissolution. Dans les villages de Montuosa-Basa à 2654^m, Paramo-Rico à 3800^m et l'Alto-del-Barometro à 3950^m, dans les Cordillères, les habitants boivent des eaux que M. Boussingault s'est directement assuré ne contenir que le tiers environ de la quantité d'air dissous dans celles des plaines.

[1] Dict. sciences médicales, T. X.
[2] Annales de chimie et de physique, T. XLVIII, p. 1831.

Le goître y est partout endémique. Ces eaux dangereuses, en descendant dans les pays plus bas placés, perdent leur propriété toxique, à mesure qu'elles dissolvent plus d'air. C'est ainsi que la rivière de Chicamocha, par exemple, semble s'assainir en allant arroser des lieux d'une moindre altitude ; tandis qu'au contraire, à Fontibos, *pays de plaine,* mais où l'eau séjourne sur des terrains tourbeux qui la désoxygènent, on voit le goître reparaître. C'est en s'appuyant sur ces divers faits, et sur une foule d'intéressantes observations et d'ingénieuses déductions, que ce savant a cru pouvoir rattacher la production du goître à la désaération des eaux.

Malheureusement, cette théorie ne peut résister à un examen attentif. M. Boussingault nous dit lui-même que, sur le penchant occidental de ces Cordillères, le goître est infiniment rare et souvent inconnu. D'un autre côté, nous savons que ce n'est pas au sommet des montagnes, mais bien à leur base, que se trouvent les pays à goître, et qu'au contraire dans certaines vallées élevées des Alpes et des Pyrénées, à Chamouny, par exemple, où les eaux sont très-peu aérées, le goître n'apparaît pas cependant. Enfin, dans les plaines de Rouen arrosées par la Seine, sur la rive gauche du Pô, le goître est très-commun, quoique les eaux que l'on y boit coulent dans des pays de plaine et soient parfaitement aérées.

Il serait toutefois impossible de nier l'influence vivificatrice de l'air contenu dans les eaux, et l'on conçoit que, les circonstances locales et les dispositions individuelles aidant, cette boisson désaérée, fade, lourde et indigeste, contribue peu à peu à la débilitation générale, et devienne une cause prédisposante réelle de l'affection qui nous occupe.

3° *On a accusé les eaux fortement calcaires et surtout celles qui sont chargées de sulfate de chaux.* — L'idée de rapporter aux sels de chaux le développement de l'affection goîtreuse est née de l'observation, juste du reste, que c'est généralement sur des sols calcaires que coulent les eaux des pays infectés.

Mac-Clelland, qui a étudié le goître sur plus de 400 lieues dans les Indes, a toujours trouvé qu'il coïncidait avec des terrains et des eaux chargées de chaux. Je ne connais pas dans les Cordillères, dit Boussingault [1], un seul endroit à sol calcaire (muschelkalk, zechstein) qui ne soit habité par des goîtreux. Sur l'esplanade de Bogota, dit-il encore, à une grande élévation et dans le même site, se trouvent deux villages, Enemocon, où l'on boit l'eau qui coule d'une superbe source jaillissant dans le grès, et Soccoro, où l'on fait usage d'une eau qui sort d'un terrain calcaire; ici le goître est excessivement commun, tandis qu'il est inconnu dans la première localité.

Enfin, M. Demortain [2], en analysant les eaux des diverses vallées goîtreuses du Piémont, a reconnu dans toutes une quantité surabondante de sulfate de chaux, et il a cru devoir attribuer à ce sel la production des endémies dont nous nous occupons.

Mais combien ne connaît-on pas de pays où l'on boit des eaux fortement séléniteuses et où le goître est inconnu! Il n'en existe pas un cas à Rodez, dans un pays de montagnes entouré de contrées infectées, et où cependant on n'a bu jusqu'à ces dernières années que des eaux saturées de sels de chaux. A Liège, les eaux de puits dont on fait exclusivement usage sont assez séléniteuses pour grumeler fortement le savon; le goître n'y est cependant pas endémique, et de combien de contrées ne pourrions-nous donc pas en dire autant!

Toutefois, comme nous l'avons fait voir, les sels de chaux

[1] *Loc. cit.*
[2] Compt.-rend. Acad. sciences, T. XXXXIX, p. 538.

et le sulfate en particulier, sont incommodes à l'estomac et contraires aux bonnes digestions; ils se décomposent et donnent des produits putrides dans leur passage à travers les intestins, ils arrivent dans le sang et fatiguent l'organisme (voir *Eaux chargées de sels calcaires*), et on conçoit parfaitement que la cause efficiente du goître puisse s'emparer facilement de l'économie et y dominer à l'aise , quand celle-ci a été déjà affaiblie et prédisposée par des causes aussi puissantes.

4° *Les eaux magnésiennes ont-elles plus que les autres la propriété de développer le goître ?* — C'est surtout aux eaux magnésiennes que Tourtelle (*Traité de physiologie*) attribuait le goître. M. Grange est, dans ces derniers temps, devenu le défenseur de cette opinion, qu'il a soutenue d'analyses nombreuses et d'observations au premier abord concluantes[1]. L'étude des eaux des pays les plus infectés de l'Isère, des Hautes-Alpes, des Vosges, du Piémont, lui a démontré qu'elles sont pauvres en chaux et riches au contraire en sels de magnésie. — C'est à des sources fortement magnésiennes qu'en Savoie les jeunes gens viennent acquérir en peu de temps les signes d'une affection qui les délivre misérablement du service militaire. Il a prouvé que, dans ces vallées goîtreuses, les eaux contiennent pour cent parties de résidus fixes jusqu'à 10 et 25 parties de sels magnésiens; du reste, les dolomies, les ophites, les talcs sont les formations principales des pays goîtreux, nonseulement en Europe, mais, au rapport de MM. Elie de Beaumont, Boussingault, De Humboldt, Darwin, dans toutes les parties du monde.

Ces faits paraîtraient concluants, si des faits tout opposés n'en réduisaient de beaucoup la portée.

D'après les analyses de M. Blondeau (voir *Puits*), les

[1] Archiv. gén. de médecine. Octobre 1851.

puits de Rodez contiennent une énorme quantité de magnésie, trois et quatre fois plus considérable que la moyenne
donnée par les analyses de M. Grange; toutefois, comme nous
le disions, le goître est inconnu dans le chef-lieu de l'Aveyron.

D'un autre côté, M. Maumené a prouvé qu'il n'existe de
traces de magnésie ni dans les terrains ni dans les puits de
la ville de Reims; cependant le goître y était tellement
endémique autrefois, alors qu'on n'y buvait que l'eau de ces
puits, qu'il y avait un goîtreux ou un écrouelleux sur trois
habitants [1].

M. Niepce a fait les mêmes observations pour plusieurs
villages situés dans la vallée d'Aoste et de l'Isère, et
M. Demortain pour ceux de Cassano et de Gorgonzasa (Piémont), qui regorgent de goîtreux quoiqu'on n'y boive pas
d'eaux magnésiennes.

L'opinion de M. Grange est donc trop absolue; cependant comment ne pas reconnaître, en présence des nombreux faits qu'il a accumulés, que la magnésie est, elle
aussi, un des nombreux éléments qui *aident* au développement du bronchocèle?

5º *Les eaux qui donnent lieu au goître et au crétinisme doivent-elles cette propriété au manque d'iode?* —
On sait que c'est particulièrement M. Chatin qui a confirmé par ses travaux cette opinion, aujourd'hui encore
retentissante dans la science. C'est ensuite à M. Marchand,
en France, et à M. Cantù, en Piémont, qu'on doit les plus
sérieuses recherches. Après avoir prouvé que l'iode existe
dans l'air, dans l'eau et dans les diverses matières de l'alimentation habituelle, M. Chatin donne une statistique d'où
il résulterait que dans tous les pays où la quantité d'iode
absorbée dans les vingt-quatre heures par la respiration, les

[1] Voir *IIe Partie*, art. 2, l'extrait du rapport des médecins de
Reims.

boissons et les aliments, est inférieure à $\frac{1}{4000}$ de milligramme, le goître est endémique; qu'au contraire, il est à peu près inconnu quand cette quantité dépasse $\frac{1}{100}$ de milligr. De là, pour cet auteur, trois grandes régions :

1° *Région maximum* : — $\frac{1}{100}$ de milligr. (et au-dessus) d'iode y est absorbé en vingt-quatre heures. Le goître y est très-rare (Paris, Londres, Orléans).

2° *Région moyenne* : — de $\frac{1}{500}$ à $\frac{1}{100}$ milligr. par 24 h. Le goître commence à s'y manifester (Lyon, Chambéry, Grenoble, Soissons).

3° *Région minimum* : — $\frac{1}{4000}$ de milligr. par 24 h. Goître endémique (certaines vallées des hautes montagnes).

Ainsi, d'après cet auteur, ce ne serait pas l'eau seulement, mais aussi l'air des pays à goître qui serait appauvri en iode. Il n'a retrouvé dans l'atmosphère des Alpes qu'une très-faible quantité de ce métalloïde. A ses recherches analytiques il joint ensuite une foule d'observations qui paraissent tout d'abord concluantes : c'est ainsi que les habitants de Saillon, où le goître était autrefois inconnu quand ils buvaient l'eau d'un torrent qui se mélangeait à celle d'une source supérieure fortement iodurée, ont été soumis à l'affection goîtreuse quelques années après avoir détourné de leurs eaux le cours de cette source iodifère.

Du reste, avant M. Chatin, on s'était déjà préoccupé de l'influence de l'iode sur l'apparition de ces diverses maladies. Ingres cite la ville d'Harowgates, en Angleterre, qui seule jouit de l'innocuité au milieu d'un pays goîtreux, et devrait, d'après lui, sa préservation à une certaine quantité d'iode et de brôme contenus dans les eaux que l'on y boit. M. Boussingault[1] avait observé aussi que dans la province d'Antioquia, au milieu des Cordillères, on ne voyait pas autrefois de goîtreux, alors qu'on y faisait usage dans la

---

[1] *Loc. cit.*

préparation des aliments du sel extrait d'une petite source d'eau salée iodifère.

A toutes ces observations, qui semblent donner à l'iode une si grande importance dans l'étiologie de la maladie qui nous occupe, on peut répondre par une multitude d'autres faits tout opposés.

Comment, dans cette hypothèse, expliquer l'endémie de cette affection dans le département de la Seine-Inférieure, où l'on boit l'eau de l'un des fleuves les plus riches en iode, d'après M. Chatin lui-même? Comment surtout comprendre la bizarrerie du développement de cette maladie, frappant sur la rive gauche de l'Isère et du Pô, épargnant la rive droite, où les habitants vivent cependant sous le même ciel, respirent le même air et boivent des mêmes eaux?

D'un autre côté, M. Bébert, professeur de chimie à Chambéry, a trouvé de l'iode dans les eaux des pays les plus affligés du goître, et souvent en très-notable quantité : c'est ainsi que dans celles de l'une des communes les plus infectées, Saint-Pancrace, près Saint-Jean de Maurienne, il a dosé jusqu'à 1 centigr. d'iodures ou de bromures par litre, et que les eaux de la commune de Saint-Vincent lui ont aussi présenté le même exemple [1].

Comment accorder ces faits avec les affirmations de M. Chatin? Le voici. Il est évident que les préparations iodées ont une influence réelle, presque spécifique, contre le développement de la diathèse scrophuleuse, les engorgements ganglionnaires, etc... Or, si dans une contrée se trouvent réunies des causes suffisantes pour produire le goître et le crétinisme, il pourra se faire cependant qu'il y ait assez d'iode dans les eaux pour tenir lieu d'antidote continu contre le poison et *empêcher ainsi le développement de l'affection.* Mais si toutes les causes augmentent d'intensité, se réunissent et conver-

[1] Vingtrinier, Ann. d'hygiène et de médecine légale, 2ᵉ série, T. I, p. 33.

gent vers le même but; si l'état de malpropreté et de misère
des habitants, la position profonde des vallées, la présence
de matières salines abondantes et nuisibles dans les eaux...
coïncident avec la cause génératrice ordinaire du goître, on
conçoit facilement que l'iode, existât-il dans l'air et dans les
eaux du pays, restera insuffisant à empêcher le développement d'une affection que tout prépare et que tout aide.
D'après nous, le manque d'iode dans les eaux ou dans les
matières de l'alimentation n'est donc pas la raison de l'apparition du goître; mais elle constitue bien plutôt l'absence
de l'une des conditions les plus avantageuses à l'arrêt de
l'évolution de cette affection qui se déclare, alors que toutes
les circonstances favorisent sa cause vraiment efficiente.

6° *On a attribué le goître à l'action de matières organiques en état de se décomposer dans les eaux.* — M. Boussingault[1] fait observer que dans les plaines de Fontibos, où l'on
boit des eaux marécageuses, on voit apparaître le goître,
tandis qu'il est inconnu, au-dessus, sur la montagne. D'après
M. L. Guilbert[2], dans la vallée de l'Oise, à Appilly, Bréti-
gny, Varesnes, Pontoise, où les habitants boivent de l'eau
de puits creusés dans un sol d'alluvion, riche en matières
organiques, il paraît que le goître est on ne peut plus
commun. M. Moretin soutient, à son tour, dans sa thèse
inaugurale, que c'est à la matière organique en décomposition qu'il faut rapporter l'étiologie de cette affection,
et M. Bouchardat[3] semble incliner aussi vers cette opinion. Mais, ainsi formulée, elle manque complètement de
précision, et nous ne sommes pas en peine pour citer bon
nombre de lieux où l'on boit des eaux chargées de matières
organiques et où le goître est cependant inconnu : Rodez,

[1] *Loc. cit.*
[2] Thèse de Paris, 1857.
[3] Annuaire des eaux de France.

Besançon, plusieurs quartiers de Paris, par exemple, qui n'usent que de l'eau de puits qui a filtré à travers un sol imbibé de liquides putrescibles. D'ailleurs, voit-on davantage le goître dans les pays où l'on boit des eaux croupissantes? Et ne sait-on pas, au contraire, que les eaux des montagnes infectées sont remarquables par leur limpidité et leur fraîche saveur?

Nous verrons toutefois bientôt que cette opinion ne manque pas d'une certaine valeur, mais qu'elle demande à être précisée et développée

7° On a pensé que l'étiologie du goître devait se rechercher dans un concours de conditions anti-hygiéniques convergeant dans un même sens, et nullement spéciales à cette affection. — C'est, je crois, aux précieuses recherches de la Commission sarde et à celle de M. Niepce que revient l'honneur d'avoir mis, pour la première fois, en doute que la cause du goître dût se rechercher uniquement dans les eaux. Mais nous ne pouvons les suivre quand ils semblent tendre à nier l'existence d'une cause spéciale et vouloir établir qu'une affection, aussi bien définie que celle dont nous parlons, est le résultat et comme la somme des actions produites par un concours de conditions anti-hygiéniques. Ces conditions, en effet, font défaut dans une foule de pays infectés, et s'accumulent au contraire dans d'autres sans y produire le moindre effet spécial.

Quoi qu'il en soit, voici l'opinion formulée par la Commission sarde :

Il est certain que les causes les plus générales et les plus constantes de l'affection qui nous occupe sont : 1° la respiration d'un air vicié, soit par la configuration et la situation du pays, soit par la disposition de vallées chaudes et profondes, et l'exposition des habitations mal aérées, mal propres et souvent privées de la lumière solaire;

2° La mauvaise qualité des eaux, la trop grande ou la trop faible quantité de tels ou tels principes qu'elles peuvent contenir;

3° La mauvaise nature des aliments, et leur insuffisance aux besoins de la vie.

Toutes les autres causes ont des effets secondaires, ou sont particulières aux diverses localités; elles ne concourent qu'à aider les premières. La difficulté de l'hématose, qui provient soit de la pression sur les vaisseaux du cou du corps thyroïde hypertrophié, soit de l'absorption d'un air chargé de miasmes et des mariages entre goîtreux, sont les plus communes des causes de second ordre.

Nous répondrons par des faits :

Au Chocco, dans la Nouvelle-Grenade, où, d'après M. Boussingault [1], s'accumulent toutes les causes d'insalubrité qui viennent d'être citées, vallée profonde, entourée de forêts, où l'air n'est jamais renouvelé par les vents, où il pleut toute l'année, où les habitants sont sales et misérables, où leur alimentation est insuffisante et de mauvaise qualité, et tout cela au sein même des montagnes des Cordillères couvertes de goîtreux, au Chocco il n'y a pas un seul habitant atteint.

Au contraire, dans le département de la Seine-Inférieure, qui forme une vaste plaine exposée au soleil et au vent, traversée par un grand fleuve dont les eaux sont pures et iodées, au sein d'une contrée riche, aisée, laborieuse et sobre, le goître est endémique sur une large étendue de terrain, tandis qu'il est presque inconnu sur une autre partie du territoire placée dans les mêmes conditions hygiéniques. Que dire encore des rives droites du Pô et de l'Isère qui jouissent de l'innocuité, comparées aux rives gauches accablées par le fléau?

[1] Loc. cit.

Comment concilier ces faits avec l'opinion de la Commission sarde et de M. Niepce? Que conclure?

Qu'il faut se ressouvenir qu'une endémie n'est, en effet, jamais le produit d'une seule cause; qu'il est vrai que toutes celles qui ont été invoquées dans le cas particulier qui nous occupe, existent bien certainement, mais seulement comme causes occasionnelles, incontestablement puissantes surtout sur des constitutions que tout prédispose de longue main; mais qu'une affection spécifique est toujours le résultat d'un agent spécifique, que des actions secondaires contribuent quelquefois à aider puissamment, mais qu'elles ne pourront jamais produire.

Ici s'arrêterait notre rôle, car nous n'avions qu'à discuter l'influence que peuvent avoir les eaux sur la production du goître et du crétinisme, et nous avons montré que toutes les accusations formulées contre elles manquent de fondement. Mais qu'on nous permette d'ajouter encore quelques mots pour remplir le vide que nous avons fait et compléter l'étiologie de cette maladie.

Mgr. Billet, archevêque de Chambéry, a le premier pensé que l'endémie qui nous occupe pourrait bien provenir d'une matière miasmatique qui s'élaborerait dans certains sols riches en composés organiques en état de se putréfier, et communiquerait aux eaux des propriétés toxiques.

Dans un très-intéressant article du *Journal d'hygiène*[1], M. Vingtrinier soutient cette même opinion, et l'appuie de l'autorité de faits concluants. Seulement pour cet auteur, le miasme s'exhalerait du sol et se communiquerait plutôt par l'air que par les eaux.

Quand on étudie le développement de cette affection, on la voit suivre, en effet, certains terrains, et paraître incompatible avec certains autres: ainsi, les gneiss, les granits, par

[1] Journal d'hyg. publ. et de méd. lég., 1853 et 1854.

exemple, semblent rebelles au développement de cette matière spécifique ; les formations calcaires et dolomitiques, surtout les terrains d'alluvion, favorisent au contraire sa production. Si dans un même pays la nature du sol vient à varier, on voit paraître ou disparaître le goître parmi des populations buvant des mêmes eaux, vivant sous le même ciel et soumises aux mêmes conditions hygiéniques. C'est ce qui arrive pour les rives gauches dolomitiques du Pô et de l'Isère couvertes de goîtreux, comparées aux rives droites appartenant à une autre formation géologique et préservées de l'affection. Il paraît même que certains sols s'imprègnent fortement du miasme, et peuvent le transporter ensuite avec eux. Ainsi, l'on voit apparaître le goître là où les débordements des torrents ont amené les terres et les détritus des pays voisins envahis par la maladie. Bien plus, il semble que les miasmes peuvent être enfouis sous les terres neuves non infectées : témoin ce fait bien remarquable, cité par M. Vingtrinier, du village de Martigny (Valais), un des plus ravagés par l'endémie jusqu'au commencement de ce siècle, aujourd'hui presque absolument à l'abri, depuis qu'une immense avalanche a roulé des montagnes une quantité énorme de terres vierges et de cailloux qui ont rehaussé de plus d'un pied le sol de toute la commune. Tous ces faits ne semblent-ils pas tendre à prouver que c'est dans les terres des pays goîtreux que se procrée, sous l'influence sans doute d'une fermentation putride spéciale, une matière toxique dont les eaux ne deviennent qu'accidentellement le véhicule, après s'en être chargées par leur contact avec un sol infecté?

Maintenant, si on réfléchit que ces tristes affections frappent surtout sur les pays pauvres, mal cultivés, couverts d'habitations sales et misérables, entourées de débris organiques de toute espèce provenant soit des ménages et des déjections des habitants, soit du fumier du bétail, ou bien sur des villes (Reims, villages de la Seine-Inférieure, vallée de l'Oise) où l'on ne boit que des eaux dues à l'infiltration des pluies à travers un sol chargé de matières animales qui y fermentent à l'aise; si on réfléchit aussi que ce n'est cependant pas le propre des eaux riches en matériaux organiques de provoquer les dégénérescences qui nous occupent, témoin, à ce point de vue, l'innocuité de celles de Rodez, de Besançon, de Liége et des eaux marécageuses; on verra que l'on doit attribuer la production de ces endémies à une matière organique, résultat probable de la putréfaction, mais que cette matière paraît être spécifique et posséder une nature *sui generis,* puisqu'elle produit partout et toujours des effets constants et déterminés; que certains sols semblent, plus que d'autres, la fixer et en activer le développement, et que ce n'est que secondairement qu'elle peut être transmise à l'organisme par l'air et la boisson. Et ceci nous rappelle ce mot de Sydenham, à propos des épidémies : « *Ab occulta potius et inexplicabili quadam alteratione* in ipsis terræ visceribus *pendent, unde aer ejusmodi effluviis contaminatur, quæ humana corpora huic aut illi morbo addicunt determinantque.*

Sa pensée eût été complète s'il eut dit *aer et aquæ.*

ARTICLE QUATRIÈME.

Quelle est, au point de vue de l'hygiène, l'importance de doses très-faibles de matières très-actives que l'on a souvent rencontrées dans les eaux?

La question qu'il nous reste à traiter est peut-être l'une des plus intéressantes au point de vue médical, mais aussi l'une des plus délicates que puisse susciter l'étude des eaux potables. Il arrive souvent que l'on rencontre dans les eaux des matières d'une activité thérapeutique considérable, l'iode, l'arsenic, le fer, par exemple, mais en quantité excessivement faible et que l'on note dans les analyses par le mot de *traces*. Dans ces petites proportions, ces matières transportent-elles dans l'eau quelque chose de leurs propriétés, ou bien doit-on les considérer comme des éléments de pure curiosité, destinés simplement à prouver la sagacité de l'analyste et à compléter seulement l'étude chimique des eaux?

Pour répondre à cette question, nous remarquerons d'abord qu'il n'est pas de substance connue qui soit absolument insoluble: le carbonate de chaux, le sulfate de baryte, le quartz se dissolvent dans une grande masse d'eau. D'un autre côté, il n'est pas de terrains qui soient complètement homogènes, et pas un seul des minéraux qui les composent qui soit formé d'une seule et même substance. Il s'ensuit donc que toutes les eaux, en filtrant à travers les couches terrestres, auront dissous une partie de chacune des nombreuses matières qui composent l'écorce du globe, en forte ou en faible proportion, selon leur solubilité relative, et que, pourvu que le chimiste agisse sur un volume d'eau suffisamment grand, il pourra, avec un peu de soin, y déterminer des *traces* de presque tous les corps de la nature.

Pris dans son acception la plus vraie, on ne saurait donc accorder la moindre importance à ce mot. Des quantités infiniment petites de toutes les matières pouvant se retrouver on peut dire partout, on a le droit d'affirmer que, dans ces proportions infiniment faibles, elles sont comme n'y existant pas.

Mais au-dessous de quelles limites ces substances pourront-elles être considérées comme non advenues? C'est ce que l'on est aussitôt porté à se demander. Or, tout le monde sait qu'une quantité, si petite qu'on la suppose, est l'unité de fractions indéfiniment plus petites qu'elle. Le mot de *traces*, quoique représentant en général des poids très-faibles, peut donc exprimer des poids bien plus petits encore ; par exemple, 1 milligramme par litre comme $\frac{1}{1000}$ de milligramme, et même beaucoup moins.

Si le chimiste veut donc qu'on puisse attacher quelque importance à la découverte qu'il pourra faire dans les eaux de certains matériaux rares et actifs, il devra exclure de son analyse le mot de *traces* et le remplacer par sa valeur pondérale, en agissant sur une grande masse d'eau, s'il y a intérêt, comme dans quelques cas particuliers, ou tout au moins il devra lui substituer, dans les cas nombreux où il n'aura pu arriver à un poids, une approximation suffisante, dont il discutera la valeur, en appréciant les erreurs inhérentes aux procédés qu'il a employés. Si nous faisons l'hypothèse extrême, que la méthode adoptée puisse faire varier son approximation du simple au décuple, et qu'il ait noté par exemple de $\frac{1}{10}$ à $\frac{1}{100}$ de milligramme d'iode par litre, encore cette notion sera-t-elle incomparablement plus précise que celle indiquée par le mot *traces*, qui peut représenter des quantités indéfiniment différentes [1].

Dès que l'on assignera une valeur même approchée au poids de ces matières, alors seulement on pourra comparer entre eux les effets des eaux qui les contiennent, rechercher leurs rapports avec l'état de santé habituel des populations, et apprécier par l'expérience entre quelles limites on devra tenir compte de ces éléments de poids très-faibles, mais toutefois connus et comparables.

Ramenée à ces conditions, cette question délicate devient donc une pure application de l'étude générale de l'action des agents médicateurs ; hors de là, il n'est pour elle aucune solution possible.

Or, le thérapeutiste sait que l'effet médicamenteux des diverses substances qu'il emploie dépend de conditions nom-

[1] Aussi avons-nous complètement exclu ce mot de nos analyses des eaux de Narbonne.

breuses ; c'est, si on le veut, une *fonction* complexe, dans
laquelle entrent comme *variables* l'activité relative de chaque
substance, les doses sous lesquelles elles sont employées, le
temps pendant lequel elles agissent, l'état hygide ou mor-
bide du sujet, et l'habitude de l'économie.

Mais en faisant abstraction ici des matières dites effluviques,
miasmatiques, contagieuses,... et à moins que l'on n'adopte
les rêves homœopathiques, on s'entendra pour accorder que,
quelle que soit la puissance d'action et le temps pendant
lequel on emploiera un modificateur, quelque puissant qu'on
le suppose, on pourra toujours, en ne le prenant qu'en
quantité suffisamment faible, ne produire qu'une action inférieure à celle qui peut impressionner l'économie. Comme nous
le disions, tout en quantité excessivement petite peut être
retiré de tout en masse suffisamment grande ; et, en effet,
pour ne parler que des eaux, nous pourrions retrouver dans
les meilleures des traces de tous les modificateurs chimiques,
sans que cependant elles réagissent pour cela sur l'économie, ainsi qu'il résulte de l'expérience de tous les temps
et de tous les pays.

L'habitude des chimistes de noter aussi vaguement les
très-petites quantités de matières actives, et le peu d'expériences qui ont été faites sur l'homme sain en n'employant
que de faibles poids d'agents médicamenteux, rendent
impossible toute assignation absolue des limites au-dessous
desquelles chaque substance devient réellement impuissante à
réagir. Mais, d'une manière approximative, on peut toutefois
des faits connus retirer déjà quelques conclusions utiles.

Quand on voit en thérapeutique la minime quantité d'iode
contenue dans quelques grammes d'éponge calcinée avoir
un effet réel sur l'organisme ; quand on réfléchit à sa diffusion
extrême, quoique à très-petite dose, dans les eaux, on en est
amené à penser que cet élément peut agir sur l'économie
sous des poids excessivement faibles, et que sa présence

dans notre boisson habituelle doit ne pas être indifférente. Si l'on admet sans controverse les résultats donnés par M. Chatin, on devra même reconnaître que cette substance produit un effet sensible sur l'être vivant à une dose inférieure à $\frac{1}{100}$ de milligr. par jour. On sera encore obligé d'abaisser cette évaluation, si l'on ne conteste les observations de M. Rillet, de Genève, et de M. Chatin sur l'iodisme constitutionnel. Mais malheureusement ces faits ont été vivement attaqués, et demandent encore l'appui de nombreuses expériences.

Pour ce qui est du brôme, de l'arsenic, du cuivre et de toutes les matières qui sont reconnues être douées sous un faible poids d'une activité puissante, notre opinion, jusqu'à preuve du contraire, c'est qu'elles n'ont aucun effet sur l'être vivant *quand elles n'existent dans les eaux qu'en quantité beaucoup plus petite que les plus faibles que l'on a reconnu pouvoir être utilement employées dans l'art de guérir.*

Au contraire, pour ce qui est des matières qui, telles que le fer, le manganèse, le fluor, la silice, l'alumine, les phosphates, la potasse et les métaux qui l'accompagnent, *forment partie intégrante de la plupart de nos organes,* et qui, se retrouvant dans presque toutes les eaux et dans presque tous nos aliments, n'y existent jamais qu'en très-faible quantité, nous pensons qu'elles sont absorbées, et que *leur rôle dans les eaux, quel que soit du reste leur faible poids, est aussi réel que leur présence y est générale et constante.*

TROISIÈME PARTIE.

DES EAUX DE SOURCE

DE LA VILLE DE NARBONNE.

« La bonne qualité des eaux étant une, des choses
» qui contribuent le plus à la santé des citoyens d'une
» ville, il n'y a rien à quoi les magistrats aient plus d'in-
» térêt qu'à entretenir la salubrité de celles qui servent
» à la boisson, et à remédier aux accidents par lesquels
» ces eaux pourraient être altérées. »

(A. DE JUSSIEU, *Hist. de l'Acad. des sciences*, 1735.)

Nous nous sommes réservé de traiter dans cette troisième
partie des eaux de source distribuées à la ville de Narbonne,
désireux de faire de l'étude de ces eaux comme l'application
pratique des règles précédemment posées, et persuadé
qu'il y aurait une utilité réelle à synthétiser les principes
généraux dans un fait particulier et à joindre ainsi l'exemple au précepte.

Cette troisième partie est donc comme le couronnement
naturel de notre travail. Elle sera aussi le complément indispensable de l'étude des eaux potables, puisqu'elle nous
permettra d'exposer, à propos de nos recherches particulières,
les méthodes analytiques et les procédés qu'emploie le chimiste pour arriver à la connaissance complète de la constitution d'une eau et la déclarer propre ou impropre à la
boisson.

L'étude des eaux de source de Narbonne a été divisée en
deux chapitres.

Dans le premier, nous avons traité, aussi brièvement que

nous l'avons pu, de l'origine, de la conduite et de la distribution de ces eaux.

Dans le second, nous décrivons les procédés chimiques que nous avons suivis dans leur étude, et nous donnons leur composition et l'appréciation de leur valeur.

<hr>

CHAPITRE PREMIER.

DE L'ORIGINE ET DE L'AMÉNAGEMENT DES EAUX DE SOURCE DE NARBONNE [1].

La population de la ville de Narbonne, composée aujourd'hui de quinze à seize mille habitants, reçoit deux espèces d'eaux.

1° *Les eaux du canal* de la Robine, provenant de la rivière d'Aude; elles sont élevées par une machine hydraulique, et coulent en ville d'une manière continue par un nombre considérable de bornes-fontaines. Ces eaux de qualités inférieures, souvent limoneuses, sont destinées à l'arrosement et à l'assainissement des rues, et ne sont employées que pour les besoins les plus grossiers du ménage.

2° *Les eaux de source,* réservées à la boisson des habitants.

Ces dernières alimentent la ville depuis longues années. En 1495 et 1501, des traités passés entre les consuls de Narbonne et les seigneurs de Montredon assurent à notre cité la propriété des sources. C'est à cette époque que fut posée la première conduite souterraine qui amena les eaux à Narbonne. Actuellement elles lui arrivent, partie par des tuyaux placés sous le sol, partie par un aqueduc où elles

[1] Je dois remercier ici M. Lafont de toute l'obligeance qu'il a mise à me fournir les documents qui m'ont été précieux dans la rédaction de cette partie de mon travail.

coulent à l'air libre, et sont distribuées en ville par quatre fontaines, où vient s'alimenter toute la population Narbonnaise.

Les trois sources du *Duc*, de *Saint-Pierre* et d'*Oriole* fournissent ces eaux. Elles sont placées dans la commune actuelle de Montredon, à 8 kilomètres environ au Nord-Ouest de la ville, dans le tènement dit *Castellas dé San-Peiré*, au milieu d'un pays couvert de collines peu élevées, appartenant aux terrains liasiques, formées de couches calcaires et dolomitiques, en partie métamorphisées par l'apparition de roches volcaniques. Dans tout le pays on rencontre des ophites, des péridots et d'autres débris d'origine ignée. Il y existe aussi des carrières de plâtre.

Les trois sources sont peu éloignées les unes des autres. Celles de Saint-Pierre et d'Oriole, séparées d'une centaine de mètres seulement, sont distantes de celle du Duc de 900 mètres environ, dans la direction de la ville. Nous ferons voir bientôt que les deux premières paraissent provenir d'une même nappe d'eau, tandis que la source du Duc appartient très-probablement à une couche plus superficielle, dont l'alimentation ne dépend pas des mêmes vallées.

L'importance de ces trois sources est très-différente comme nous le verrons: ainsi, celle du Duc fournit 119 litres d'eau par minute, celle de Saint-Pierre 90 litres, et celle d'Oriole 20 litres seulement.

D'après un jaugeage fait en août 1851, par M. Lafont, les trois sources réunies fournissent en totalité 288 mètres cubes en vingt-quatre heures (soit 288000 litres). Elles avaient donné en août 1720 à M. de Clapiés [1] 297 mètres cubes. Leur débit ne paraît donc pas avoir notablement varié dans l'espace d'un siècle et demi.

Toutefois les pluies augmentent considérablement le vo-

[1] De la Société royale des sciences, professeur royal de mathématiques et inspecteur des travaux publics du Languedoc.

lume des eaux du Duc, et n'influencent que très-peu le débit de celles d'Oriole et de Saint-Pierre.

Ces diverses eaux sourdent à 55 mètres environ au-dessus du niveau de la mer et à 30 mètres au-dessus de celui de la ville de Narbonne. L'élévation de leur niveau leur permet de s'écouler vers la ville, en suivant la pente naturelle des terrains. Parties de trois points d'émergence différents, elles se réunissent au moyen d'une canalisation souterraine, en poterie vernissée, dans un bassin commun (*regard* n° 122) dit *de réunion*, d'où leur mélange voyage vers la ville [1]. La distance des trois sources au point où elles se réunissent est :

         Source du Duc..................... 1150ᵐ
          —   de Saint-Pierre............   156
          —   d'Oriole..................   176

La distance du regard de réunion à la ville est d'à peu près 6500 mètres. Les eaux que l'on boit à Narbonne ont donc parcouru un trajet moyen de 7 à 8 kilomètres.

Elles coulent, comme nous le disions, par leur propre poids, partie dans des tuyaux placés à une faible profondeur au-dessous du sol et d'une longueur totale de 4242 mètres, partie dans un aqueduc de 3500 mètres environ, qui fut, en 1780, substitué à la canalisation établie par M. de Clapiés, et qui amène l'eau jusqu'aux portes de la ville.

Ces quelques détails sont importants pour bien comprendre la variation notable que subit l'eau dans sa composition durant ce long parcours. En effet, pendant tout ce trajet elle est soumise au contact de l'air ; car, non-seulement à partir des sources jusqu'à son entrée dans l'aqueduc, elle ne s'écoule jamais à pleins tuyaux, et est obligée de se déverser dans

---

[1] Actuellement on ne reçoit que les deux eaux principales : celle du Duc et celle de Saint-Pierre, qui suffisent momentanément aux besoins de la ville. La canalisation particulière des eaux d'Oriole ayant été obstruée, celles-ci n'arrivent pas au point de réunion et sont perdues.

163 bassins, dits *regards,* mais encore, arrivée à l'aqueduc, elle y coule librement à l'air sur une longueur de 2885 mètres dans des gargouilles hémicylindriques ouvertes par le haut, où elle forme de nombreux remous.

Ce procédé de conduite est défectueux. En effet, par son mélange avec l'air, l'eau tend continuellement à laisser décomposer ses bicarbonates et à déposer ainsi dans les tuyaux et les gargouilles d'abondantes concrétions calcaires. Aux approches de la ville elle devient, dans ces conditions, très-incrustante, vu surtout le faible poids de carbonates qu'elle contient. Ainsi, les conduites posées en 1720 par M. de Clapiés n'avaient plus en 1857 que $0^m,06$ à $0^m,10$ d'ouverture et même $0^m,045$ seulement, sur plus de 500 mètres de longueur, au lieu de leur diamètre primitif de $0^m,135$. En 1857, on fut obligé de refaire la canalisation de la ville qui avait été placée en 1834. Dans ces vingt-trois ans, des tuyaux de fonte de $0^m,10$ de diamètre intérieur avaient été réduits à $0^m,05$.

Mais, outre qu'elle devient incrustante, l'eau se prive des sels que nous avons reconnu être utiles; elle coule au milieu d'un air confiné, s'y échauffe fortement pendant l'été et s'y refroidit l'hiver; les radicules végétales que son courant emporte se décomposent, et communiquent à l'air de l'aqueduc une odeur de matières pourries, dont l'eau participe, quoique faiblement du reste, pendant une partie de son trajet.

A partir de la tête de l'aqueduc actuellement à 716 mèt. de la ville, et dans la ville elle-même, l'eau s'écoule par une canalisation en fonte de $0^m,10$ de diamètre. De la fontaine Cazeneuve où elle arrive [1], elle rayonne vers la fontaine de la place des Infidèles, la fontaine de la place du Bourg et celle de la place de l'Hôtel-de-ville. Elle coule sur ces divers points d'une manière continue et par neuf jets seulement.

Outre les désavantages de l'aménagement actuel et son

[1] Son bassin est à $11^m,37$ au-dessus du niveau de la mer.

influence sur les changements de composition de température et de pureté de l'eau, il en existe encore un autre
très-sérieux : c'est la diminution de volume du liquide
pendant le parcours. Un jaugeage fait en décembre 1859 a
donné 138 mètres cubes d'eau seulement en tête de l'aquéduc et 129 mètres cubes aux diverses fontaines de la ville.
Plus de la moitié des eaux débitées par les sources se perd
donc durant leur trajet.

Nous avons tenu à donner ces détails, parce qu'ils nous
seront très-utiles pour nous expliquer les influences de la
position relative des sources, de la longueur des canalisations,
de la disposition des conduites et même de la matière dont
elles se composent, sur la nature des eaux que nous devons
étudier.

On a déjà dit que les eaux du canal de la Robine étaient
aussi distribuées à la ville. Ces eaux coulent d'une manière
continue pendant le jour ; elles sont surtout destinées à l'assainissement de Narbonne. Souvent troubles et mal filtrées,
elles sont peu estimées des habitants, qui les réservent pour
les besoins les plus grossiers du ménage, et font provision
aux grandes fontaines de l'eau de source qu'ils destinent à
leur boisson.

Les eaux du canal, élevées par une machine dans un réservoir supérieur au niveau des rues, coulent par les bornes-
fontaines, qui en distribuent 50 à 70 lit. par jour et par habitant. Fournies par la rivière d'Aude, elles doivent subir des
variations considérables de composition, si l'on en juge par
les dépôts de couleur variée, jaune, rouge ou grise, qu'elles
entraînent, selon les diverses parties du pays où sont
tombées les pluies. Leur peu de pureté, leur peu d'usage et
les nombreuses analyses qu'il aurait fallu répéter à diverses
époques pour obtenir leur composition moyenne ne nous
ont pas invité à en faire l'étude.

CHAPITRE DEUXIÈME.

ÉTUDE CHIMIQUE DES EAUX DE SOURCE DE NARBONNE.

Le savant Venel paraît avoir étudié les eaux dont nous nous occupons ; mais aucune analyse n'en a été publiée, si ce n'est, dans la thèse inaugurale de M. J. de Martin, quelques recherches qualitatives auxquelles j'ai contribué en y découvrant l'iode dès cette époque [1].

Les eaux qui arrivent à Narbonne proviennent, comme nous l'avons vu, des trois sources du *Duc*, de *Saint-Pierre* et d'*Oriole ;* celles-ci, d'une faible importance du reste, n'étaient pas reçues dans les tuyaux de conduite au moment des analyses.

Nous avons étudié séparément l'eau des trois sources prises à leur point d'émergence, et l'eau qui provient de leur mélange à sa sortie des fontaines de la ville, ainsi que les concrétions qui leur correspondent.

Toutes, elles se ressemblent, comme nous le verrons, tant sous le rapport de leur provenance que sous celui de leur composition chimique et de leurs propriétés. Non-seulement la nature, mais la proportion relative et le mode d'association des éléments minéralisateurs, varient très-peu pour chacune de ces eaux.

Cette considération nous a permis de raccourcir l'exposition d'un travail long en lui-même, et de réunir dans un article unique les procédés communs qui ont été employés dans nos recherches. Ils constituent du reste un élément trop important du problème, pour qu'il nous soit permis de les passer sous silence et de nous borner au tableau aride des diverses analyses. Chaque procédé comporte en effet son exactitude,

---

[1] *Essai sur la Topographie physique et médicale de Narbonne,* par M. J. de Martin, page 176. Montpellier, 1859.

et donne, avec les soins et l'habitude du chimiste, la mesure de la valeur de ses affirmations et des nombres qu'il inscrit.

D'ailleurs, comme nous le disions, l'exposé des méthodes analytiques est le complément indispensable de l'étude générale des eaux potables.

ARTICLE PREMIER.

Méthodes analytiques.

MÉTHODE GÉNÉRALE.

L'ancien usage qui consiste à faire de l'eau une analyse qualitative et à doser ensuite les éléments que l'on y a reconnu exister, a été abandonné pour la recherche et le dosage des principes minéralisateurs pondérables.

On est parti de ce point de vue que toutes les matières organiques ou inorganiques pouvaient se trouver dans ces eaux et devaient y être recherchées. Évidemment, l'analyse qualitative devient par cela même inutile, puisqu'on ne se propose pas de doser tels ou tels éléments, mais bien tous, à mesure qu'ils se présenteront.

Les procédés rigoureux de l'analyse quantitative ont l'avantage de permettre à la fois de reconnaître et de séparer les diverses matières, sans laisser échapper celles qui, par l'ancienne méthode, pourraient passer inaperçues, si on venait à ne pas soupçonner leur présence dans les eaux que l'on examine.

Nous avons eu soin de dire pour plusieurs de ces substances dans quel volume d'eau elles ont été retrouvées; mais, en général, on n'a pas dépassé 6 litres, même pour la recherche des matériaux rares ou de ceux qui n'existent en général qu'en très-faible quantité, tels que le fer, le manganèse, le cuivre, l'iode, etc....

Au point de vue de l'étude hygiénique de ces eaux,

nous n'avions pas à nous préoccuper en effet des substances minéralisatrices ordinaires qui ne pouvaient être dosées dans 6 litres, car on peut affirmer qu'une matière non dosable dans cette masse d'eau réduite à un faible volume s'y trouve pour une quantité inférieure à 3 milligr., soit $0^{gr},0005$ par litre ou $1/2$ millionième du poids total [1]. Or, les matières que l'on trouve communément dans les eaux, telles que les sulfates, les carbonates, les chlorures, les sels de chaux de magnésie, l'alumine..... si elles sont inférieures à ce poids, peuvent être, ainsi que nous l'avons vu, considérées comme n'y existant pas.

Quant aux autres substances plus rares et plus actives, le cuivre, l'arsenic, l'iode, contenues en général dans les eaux potables en quantité inférieure à $0^{gr},005$ par litre, elles peuvent intéresser, non-seulement au point de vue purement scientifique, mais aussi quelquefois sous le rapport plus sérieux encore de leur utilité et de l'activité de leurs combinaisons : c'est pour celles dont les quantités ne pourraient être dosées que sur un très-grand volume d'eau, que nous avons réservé l'analyse qualitative, dont les procédés, plus sensibles en général que ceux qu'emploie l'analyse quantitative, permettent, *après les recherches de cette dernière*, d'affirmer non-seulement que telle ou telle substance, l'iode, le brôme, l'arsenic, les métaux rares, existent dans l'eau que l'on examine, mais aussi que, l'analyse quantitative n'ayant pu donner de réponse *dans les conditions dont nous parlons*, la quantité de ces substances est inférieure au moins au demi-millionième du poids total de l'eau.

Ainsi conçue et employée, l'analyse qualitative donne une signification mieux déterminée à ses résultats. Mais d'autres

---

[1] En effet, 3 milligr. d'une base ou d'un acide quelconque représentent à peu près $0^{gr},006$ du sel, sous l'état duquel on le précipite et on le dose généralement. Or, cette quantité est supérieure au poids que peut estimer une balance ordinaire d'analyse.

considérations permettent d'arriver à une plus grande précision, en se passant d'agir sur des volumes considérables : je veux parler de celles qui reposent sur l'analyse indispensable des concrétions. Les composés métalliques les plus intéressants, le fer, le nickel, le cobalt, le manganèse, le zinc, le cuivre, le plomb et l'arsenic lui-même, se précipitent en général avec le carbonate de chaux. Une faible quantité de ces dépôts provenant le plus souvent d'une masse considérable de liquide, l'étude des sédiments revient à une analyse qualitative des eaux sur une grande échelle ; il y a plus, si, comme nous l'avons fait, on détermine la quantité de concrétions qui se déposent par litre, on pourra, si l'on connaît déjà leur nature, déterminer d'une manière très-approchée les limites dans lesquelles peuvent exister dans les eaux elles-mêmes des éléments qu'on n'aurait pu doser que dans un très-grand volume du dissolvant.

Toutefois, ce n'est là le plus souvent qu'un luxe de curiosité scientifique, et l'analyse de nos concrétions a été plutôt faite dans le but d'arriver à déterminer pour nos eaux l'arrangement des éléments minéralisateurs[1], et dans celui de considérations pratiques au point de vue de l'aménagement et de la distribution de ces eaux.

PROCÉDÉS ANALYTIQUES.

L'exposition des procédés que nous avons employés, telle que nous la donnons ici, représente en même temps le plan qui a été adopté et la marche qui a été suivie.

1. *Matières de poids notable.*

1° MATÉRIAUX GAZEUX. — *Air dissous.* Nous nous sommes servi du procédé de Priestley. L'eau a été introduite dans un ballon de 5 litres de capacité environ, muni d'un

[1] *Voir* plus loin cet article.

tube abducteur se rendant sous un flacon rempli d'une dissolution de potasse. Les gaz ont été chassés par l'ébullition
prolongée pendant près de trente minutes. On fait ces expériences aux sources mêmes, et pour l'eau de Narbonne au
sortir de la fontaine de l'Hôtel-de-ville.

Les gaz ont été analysés au moyen du phosphore, cor-
rigés de la tension de vapeur et rapportés à 0° et 760$^{m.m}$.
— On a ensuite ajouté à l'oxygène et à l'azote $1/50$ du
volume total, pour compenser l'erreur provenant de l'eau
qui sort de l'appareil avant d'avoir bouilli[1]. Les gaz ont été
toujours rapportés à l'eau prise à 15°.

Acide carbonique. — On a introduit aux sources mêmes
les eaux dans des flacons de 1 litre, contenant un excès de
chlorure de baryum ammoniacal. Ces flacons ont été con-
servés au repos pendant plusieurs jours. On a siphoné ensuite
le liquide avec soin, et filtré à l'abri des courants d'air,
pour obtenir le précipité barytique, sur quatre filtres de poids
identiques. Un cinquième, pris pour tare, a été mis dans les
mêmes conditions et lavé par les mêmes eaux. Dans le
précipité barytique lavé, desséché et pesé, on a dosé l'acide
carbonique par perte, à l'aide de l'appareil de Freisénius et
Will. On a ainsi obtenu le poids total de l'acide carbonique
libre ou combiné.

Pour connaître celui qui est simplement dissous par l'eau,
on a dosé au moyen du même appareil l'acide carbonique
contenu dans le résidu fixe (*voir* plus bas), laissé par l'évaporation de 1 litre d'eau et desséché à 120° jusqu'à ce qu'il
ne perdît plus de son poids. Le double de la quantité d'acide
carbonique ainsi obtenu est égale à celle qui existe dans

[1] M. Moitessier a démontré, en effet, que, par le procédé clas-
sique que nous avons suivi, on fait une erreur qui peut aller
jusqu'à 1 vingt-cinquième environ du volume total (*Eaux de Lamalou,* p 46). Mais ce procédé était seul praticable pour nous
à Narbonne.

l'eau à l'état de bicarbonates ; elle a été toujours inférieure
à celle qu'avait donnée l'expérience précédente. Sa différence
est égale au poids de l'acide carbonique libre, simplement
dissous dans le liquide.

2° MATÉRIAUX SOLIDES. — *Détermination du résidu fixe.*
L'appréciation du poids total des matières fixes contenues
dans les eaux a été faite à plusieurs reprises pour chacune
d'elles, et toujours sur un litre au moins. Pour cela, on les
a évaporées au bain-marie, soit directement, soit en présence
d'un poids connu de carbonate de soude : ces deux pesées ont
toujours concordé. Le résidu fixe était chauffé à 120° jusqu'à ce que son poids restât invariable. Sa couleur a été
toujours ocreuse pour l'eau du *Duc,* grise pour celle de
Saint-Pierre, blanche pour celle d'*Oriole,* blanc-grisâtre
pour l'*eau de Narbonne.*

Ces résidus chauffés à une température de 400° environ
ont pris une teinte grise foncée, qui nous indiquait la
présence des matières organiques. Il nous a été impossible
de déterminer, après refroidissement, une perte de poids
appréciable.

Acide silicique. — Les résidus fixes nous ont servi à déterminer la silice. Pour cela, ils ont été additionnés d'acide
chlorhydrique et filtrés; devenue insoluble, la silice a été
séparée par le filtre. C'est dans la partie soluble, ainsi privée
d'acide silicique qu'on a dosé toutes les bases.

Bases. — Pour cela, après avoir, par l'évaporation des
eaux, chassé l'acide chlorhydrique qui avait été ajouté, on
a précipité les métaux proprement dits (fer, manganèse,
cuivre...) par un peu de sulfhydrate d'ammoniaque, lavé
rapidement à l'eau bouillante et mis à part. Dans les eaux
de lavage on a dosé les composés suivants.

Chaux. — Après la concentration des eaux précédentes,
on les a *très-légèrement* acidulées, additionnées d'un peu de

sel ammoniac et d'oxalate d'ammoniaque. Le précipité, lavé, desséché, calciné, transformé en sulfate, a été enfin recalciné et pesé.

Magnésie. — La liqueur filtrée contient la magnésie. On l'a évaporée, calcinée, pour chasser les sels ammoniacaux, repris le résidu par l'eau et additionné d'eau de baryte. Le précipité obtenu recueilli sur un filtre y a été lavé, puis traité par de l'acide sulfurique étendu. Dans les liqueurs qui passent se trouve la magnésie. Elle y a été dosée à l'état de phosphate ammoniaco-magnésien.

Potasse, soude et lithine. — La partie d'où nous avons ainsi successivement extrait l'acide silicique, les métaux proprement dits, la chaux et la magnésie, contient encore les métaux alcalins à l'état de chlorures, de carbonates ou d'hydrates.

Cette dissolution a été alors réduite par l'évaporation à un petit volume. On a ensuite ajouté du carbonate d'ammoniaque ammoniacal, fait bouillir quelques instants, filtré pour séparer le carbonate de baryte, évaporé en présence d'un peu d'acide chlorhydrique, enfin calciné dans une capsule couverte. Le résidu fondu représente la somme des chlorures alcalins.

On a ensuite séparé la potasse de la soude et de la lithine à l'aide du bichlorure de platine, en observant les précautions d'usage, et recherché la lithine par la méthode spectrométrique de Kirschow et Bunsen, dans la partie non précipitable.

La faible proportion relative de potasse ne pouvait permettre de contrôler par le calcul, d'après le poids du chlore et la somme des chlorures alcalins, les résultats obtenus directement.

La potasse, transformée en chlorure et soustraite du poids des chlorures alcalins, a donné celui du chlorure de sodium et par conséquent de la soude correspondante.

Précipité obtenu par le sulfhydrate d'ammoniaque. — Quoique dans ce précipité se trouvent le fer, l'alumine et l'acide phosphorique qui ont été chacun dosés, comme il est formé en grande partie de métaux rares qui ne se trouvent dans l'eau qu'en très-faible proportion, nous en parlerons plus loin.

Acides. — Nous nous sommes, aux sources mêmes, assuré que ces eaux ne contiennent pas d'acide sulfhydrique; additionnées d'acide chlorhydrique et d'acide arsénieux, elles ne se colorent pas en jaune, même si l'on opère sur une grande masse; elles ne noircissent pas le papier d'acétate de plomb. Elles contiennent toutes du chlore et de l'acide sulfurique.

Chlore. — Ces eaux, l'eau du Duc en particulier, précipitent très-faiblement par l'azotate d'argent. On a été obligé de concentrer au bain-marie 2 litres à 200 ^{cc} environ pour avoir des dosages rigoureux.

Le chlorure d'argent était toujours précipité dans une eau légèrement acidulée par l'acide azotique, puis séché et fondu. On a fait plusieurs dosages de chlore.

Acide sulfurique. — L'acide sulfurique ne se trouve aussi qu'en très-minime proportion dans nos eaux. On a été obligé de doser cet acide dans 1500 gr. et 2000 gr. d'eau concentrée au cinquième et additionnée d'un peu d'acide azotique pur.

Étude des concrétions. — Les matériaux qui précèdent existent presque tous dans les concrétions et y ont été dosés de la même manière. Les sédiments laissés par les eaux des trois sources se composent de couches superposées cristallines, souvent de couleurs variables. Au contraire, ceux qui se forment dans les tuyaux de la ville se déposent irrégulièrement et prennent un aspect terreux tout particulier. — Quoi qu'il en soit, ces concrétions ont été broyées finement et traitées par l'eau froide. On a trouvé dans la partie soluble des traces de magnésie, de chaux et un peu d'acide sulfurique ; leur poids, très-faible du reste, a été noté exactement. — La portion insoluble a été reprise avec précaution par l'acide chlorhydrique étendu. Une partie contenant surtout de l'acide silicique, du fer et une matière organique grisâtre, est restée insoluble ; on l'a séparée et étudiée à part. La dissolution a été traitée comme nous l'avons dit pour l'eau elle-même. L'acide sulfurique a été dosé sur 100 gr. de concrétions au moins, après élimination de la chaux par l'oxalate d'ammoniaque versé dans la liqueur précédente étendue et acidulée.

II. *Matériaux qui n'existent qu'en très-faible proportion.*

Les matières de faible poids que nous avons déterminées ou dosées dans nos eaux ou nos concrétions, sont :

L'iode et le brôme, l'acide azotique, l'acide phosphorique, la lithine, l'alumine, le fer, le nickel, le manganèse, le cuivre et les matières organiques.

Iode et brôme. — Ils ont été recherchés dans 1000^{cc} et 500^{cc} d'eau. Celle-ci, additionnée par litre de 3 centigr. de potasse pure et essayée, a été évaporée au bain-marie ; le résidu repris par l'alcool à 86°, filtré, desséché, redissous dans une faible quantité d'eau et divisé en deux parts.

Dans la première on a ajouté un peu d'empois d'amidon, une trace de nitrite de plomb [1], et une goutte d'acide sulfurique étendu qui a produit aussitôt une belle couleur bleue.

D'après des recherches antécédentes, nous avons pu apprécier que la quantité d'iode contenue dans nos eaux pouvait varier dans les limites de $\frac{1}{50}$ et $\frac{1}{100}$ de milligr. par litre [2]. Ces poids sont relativement considérables.

[1] Voir l'*Analyse de Balaruc*, par MM. Béchamp et Gautier, p. 19.
[2] Voir la note (2) : *Analyse des eaux du Duc.*

La seconde portion du liquide précédent, placée dans un très-petit tube, additionnée d'une très-faible quantité de dissolution de chlore et d'un peu d'éther, a laissé se séparer par l'agitation une couche supérieure éthérée jaune-brunâtre, qui nous indiquait la présence du brôme en proportion plus forte qu'on n'a l'habitude de le trouver dans les eaux potables et même dans les eaux minérales.

Arsenic. — Il a été recherché vainement dans les eaux et leurs concrétions, privées de la chaux et des métaux par l'acide sulfurique et le sulfhydrate d'ammoniaque, puis traitées comme pour une recherche médico-légale et versées dans l'appareil de Marsh. Les concrétions de Narbonne seules nous en ont offert des traces insignifiantes ; elles s'étaient déposées dans des tuyaux de fonte.

Acide azotique. — De très-faibles proportions de cet acide ont été trouvées dans les trois eaux de source et dans celle de Narbonne. Après avoir concentré 2 litres d'eau à un très-faible volume et séparé par le filtre les substances insolubles, on a desséché à siccité, puis projeté peu à peu le résidu dans un mélange de sulfate ferreux et d'acide sulfurique. Chacun des essais a donné la coloration rose caractéristique de l'acide azotique.

Acide phosphorique, alumine et fer. — Pour doser ces substances, on a pris 8 litres d'eau, séparé la silice, précipité ensuite par le sulfure ammoniaque, filtré et lavé le précipité avec de l'eau acidulée par de l'acide azotique.

Le manganèse, le fer et les métaux de sa section, l'alumine et l'acide phosphorique devaient se trouver dans la dissolution ainsi obtenue.

Pour les séparer, on a suivi la méthode de M. Chancel. On a réduit les métaux au minimum par l'hydrogène sulfuré, chassé celui-ci par un courant prolongé d'acide carbonique, séparé le soufre qui se dépose, traité la liqueur par le nitrate acide de bismuth.

Nous n'avons jamais obtenu que des traces indosables de précipité ; mais le filtre sur lequel on a fait passer les liqueurs, lavé, mis en suspension dans l'eau et traité par l'acide sulfhydrique, a donné, après filtration, un liquide qui, concentré et additionné de molybdate d'ammoniaque, s'est coloré en jaune par l'ébullition. Nos diverses eaux contiennent donc des traces d'acide phosphorique.

Alumine. — Les liqueurs acides dont on a séparé le phosphate de bismuth, traitées par l'hydrogène sulfuré pour enlever l'excès de nitrate de bismuth ajouté, contiennent l'alumine, le manganèse, le fer et les métaux de sa section.

Pour obtenir l'alumine, on a ajouté à cette liqueur du chlorhydrate d'ammoniaque, puis de l'hyposulfite de soude, et fait bouillir. Le précipité filtré et calciné nous a donné le poids de l'alumine. Ce poids, toujours très-faible, est plus considérable pour l'eau de Narbonne, qui a voyagé, en effet, dans 7000 mètres environ de tuyaux en poterie.

Fer. — La liqueur précédente a été traitée par un peu de chlorate de potasse. Le fer ainsi peroxydé a été séparé par l'ammoniaque dans une liqueur additionnée de sels ammoniacaux, pour empêcher la précipitation simultanée du manganèse.

Nous n'avons pas cru utile de doser séparément dans les concrétions les trois substances précédentes.

Manganèse. — Débarrassée de ces trois corps, la liqueur, additionnée d'abord d'acétate de soude, a été traitée par un courant de chlore, et s'est colorée en brun par la formation du bioxyde de manganèse.

Le précipité, bouilli quelques instants avec du bioxyde de plomb pur, additionné d'un grand excès d'acide azotique, a toujours produit une coloration d'un beau rose qui dénotait la présence du manganèse.

Ce métal existe non-seulement dans les concrétions, mais

aussi dans l'eau; on peut le démontrer avec 400 grammes seulement de liquide.

La partie du précipité formé par le sulfure ammonique dans les 8 litres d'eau réduits à un faible volume, et insoluble dans les liqueurs acides, contient encore deux métaux : le nickel et le cuivre.

Cuivre. — On a mis ce précipité à digérer vingt-quatre heures dans l'acide chlorhydrique étendu pour séparer très-complètement les métaux précédemment dosés. Après filtration, on l'a dissous à chaud dans l'eau régale évaporée, et repris par l'eau acidulée; enfin, la liqueur a été traitée par l'acide sulfhydrique. Dans ces conditions, il s'est toujours séparé du sulfure de cuivre.

Il existe une très-faible quantité des sels de ce métal dans nos eaux de source [1], mais nous n'avons pu le doser que dans les concrétions. 20 grammes de ces concrétions, traitées comme nous l'avons dit, ont donné un sulfure qui, calciné avec un excès de soufre, a permis de doser le cuivre à l'état de sous-sulfure, Cu^2S (Rivot). On s'est assuré de la présence du cuivre par l'ammoniaque.

Nickel. — La liqueur d'où le sulfure a été précipité, pouvait contenir le nickel et le cobalt; on l'a concentrée et traitée par le sulfure ammonique. Le sulfure obtenu, transformé en sel, donne un précipité vert-pomme sensible, mais très-faible, d'oxyde de nickel, quand on l'additionne de potasse.

Il nous a été impossible d'obtenir au chalumeau la coloration bleue de la perle de borax en calcinant ce sulfure avec le biborate de soude. Le cobalt paraît donc ne pas accompagner ici le nickel.

Matières organiques. — Les eaux analysées ne réduisent pas directement le chlorure d'or; mais si on les concentre à

[1] Voyez la note (2) à l'analyse du Duc ; elle indique comment on a pu en donner une valeur approchée.

leur 20ᵐᵉ environ, l'or métallique apparaît par l'ébullition (Dupasquier). On n'a jamais pu le doser dans les eaux.

Nous avons dit plus haut que le résidu qu'elles donnent par l'évaporation brunit si on le calcine.

Ces deux observations y démontrent la présence des matières organiques.

Le faible poids de ces matières, l'origine des eaux, et surtout l'état hygiénique de la population qui les boit depuis plusieurs siècles, permettent d'affirmer leur innocuité.

Nous n'avons pu rechercher l'ammoniaque, n'ayant pas suffisamment d'eau à notre disposition. Cette substance, qui existe dans presque toutes, comme nous l'avons dit, et qui a un si grand intérêt au point de vue de l'agriculture, de la météorologie et de la science pure, ne se retrouve en général dans les eaux potables que pour des cent millionièmes, et n'a aucune influence sur leurs qualités hygiéniques.

CALCUL ET GROUPEMENT DES ÉLÉMENTS DOSÉS DANS LES EAUX.

Nous n'attachons qu'une très-faible importance au groupement systématique des éléments séparément dosés dans les eaux potables ou minérales.

Nous sommes bien convaincu que, dans un mélange de plusieurs acides et de plusieurs bases, *chaque acide est combiné avec chaque base*, et, comme le veut Berthollet, en quantités proportionnelles à leurs puissances relatives. Cette puissance est en rapport direct avec la masse de chaque élément et le degré d'insolubilité des combinaisons possibles, quels que soient du reste les sels qui ont été primitivement dissous par les eaux. Si l'on mélange, par exemple, de l'acide acétique à une dissolution de pyro-phosphate de soude, on pourra s'assurer, par la coagulation de l'albumine, qu'une portion de l'acide pyro-phosphorique a été mis en liberté. L'acide carbonique que déplacent tous les autres acides enlève au chromate de potasse une partie de son acide chromique, et le fait passer de l'état de sel neutre jaune à celui de sel acide rouge. L'eau elle-même, en grande masse, détruit le borate d'argent en s'y substituant à l'acide borique. Que dirons-nous après cela de l'action des autres acides?

D'un autre côté, tout le monde connaît les phénomènes des doubles décompositions qui ont lieu entre les sels susceptibles de former, par l'arrangement de leurs éléments, des composés de solubilités différentes. Qui ne sait qu'en évaporant un mélange de sulfate de magnésie et de chlorure de potassium, il cristallise d'abord du sulfate de potasse? Qui ne connaît la variabilité des sels qui se forment dans les eaux-mères des marais salants, selon que les différences de température, de concentration... viennent changer la solubilité relative des nombreux groupements salins possibles?

Aussi les diverses méthodes auxquelles on a eu recours pour reconnaître l'arrangement réel des matériaux dissous dans les eaux, sont-elles toutes fautives. On a proposé, par exemple, de *surprendre* pour ainsi dire les combinaisons telles qu'elles existent, en ajoutant directement aux eaux des liquides qui empêchent tels ou tels sels de rester dissous. Ainsi, l'alcool versé en excès dans une dissolution de sulfate de chaux le précipite en effet; mais ajoutez ce même alcool à un mélange fait d'avance d'azotate de chaux et de sulfate de soude, et vous en précipiterez encore la chaux à l'état de sulfate : preuve évidente, non pas comme on le dit banalement, que le sulfate de chaux *se forme parce qu'il devient insoluble* dans ce nouveau milieu, mais preuve, comme nous le disions plus haut, que dans un mélange de deux acides et de deux bases chaque acide se trouve combiné avec chacune des bases.

Vicieuse dans ses déductions, la méthode dont nous par-

lons ne saurait, du reste, s'appliquer à la séparation de chaque
sel en particulier.

C'est en 1729 que Boulduc[1] publia un procédé d'analyse
consistant à séparer par le filtre les divers sels qui cris-
tallisent successivement à mesure qu'on évapore les eaux.
C'est cette marche qu'a suivie de nos jours **M. H. Deville**
dans ses nombreuses analyses d'eaux potables. Nous avons
déjà dit qu'elle ne pouvait pas servir à déterminer l'arrangement réel des éléments dans le dissolvant primitif. Ce
n'est pas qu'on doive la dédaigner, loin de là ; elle donne
des résultats précieux quand les eaux qu'on étudie doivent
servir à certaines industries, à l'alimentation des chaudières
à vapeur, par exemple, en indiquant la nature des sels qui
se précipitent par l'ébullition, qui tendent à se former par
la concentration, etc....

Pour nous, l'arrangement dans les eaux des matériaux
minéralisateurs forme un tout, un système complet, que je
comparerais volontiers, pour me faire bien saisir, à notre
système planétaire, où chaque partie est intimement reliée à
toutes les autres par la force de l'attraction mutuelle. L'ordre
du groupement est la résultante des affinités relatives ; c'est
un état instable avec les températures, la quantité du dissolvant, son repos ou son agitation, etc..., *où tout existe à
la fois en puissance, mais où tout tend vers l'équilibre le
plus stable.*

Pour des conditions parfaitement déterminées, il existe
aussi un état d'équilibre déterminé. C'est cet état dont
l'analyste doit chercher à se rendre compte, et que le groupement des divers éléments doit traduire aux yeux. Le
tableau de son analyse représentera ainsi, non pas tous les sels
puisque tous les arrangements y existent, mais tous ceux qui,
par la stabilité de leurs combinaisons, sont prêts à se produire

---

[1] Fourcroy, Élém. d'hist. nat. et de chimie, **T. III**, p. 484.

et à agir en plus grande masse dans le plus grand nombre
de conditions possibles.

En nous fondant sur ces considérations, nous avons pensé
que les sels qui présentent le plus de tendance à se former
sont ceux qui apparaissent en effet dans l'eau elle-même,
conservée dans ses conditions d'existence ordinaire. Or,
l'expérience prouve qu'en marchant pendant 8000 mètres
dans des tuyaux qui ne leur cèdent rien, nos eaux déposent
des sels, qui sont bien réellement ceux dont les éléments
ont la plus grande tendance les uns pour les autres, puisqu'ils s'y réunissent et apparaissent sans que l'eau ait subi
ni concentration ni changement de température notable.
Les sels qui forment les concrétions, sont donc une partie
de ceux qui existent dans les eaux *en plus grande puissance.*
Or, il est facile de savoir ici quel est l'arrangement des divers
éléments. En effet, c'est à peine si les concrétions contiennent deux acides, l'acide silicique et l'acide carbonique;
encore celui-ci est-il très-prédominant, en même temps
qu'une seule base, la chaux. Il est donc facile de grouper
tout d'abord ces trois corps, puis de combiner les faibles
quantités des acides qui restent, avec les traces des autres
bases. Ainsi, facilement et sûrement déterminé, l'arrangement des divers sels qui entrent dans les concrétions
donne la notion de la tendance relative des affinités des
mêmes éléments dans les eaux elles-mêmes, et on n'aura
plus qu'à grouper les matériaux restants, en tenant compte
des insolubilités relatives de divers composés.

Les analyses des concrétions ont été faites en grande partie
dans ce but ; aussi les donnons-nous toujours à côté de chacune des eaux auxquelles elles correspondent. Mais, comme
nous sommes persuadé que les groupements admis n'ont
rien d'absolu, nous avons toujours, comme l'ont fait
Murray, Bouquet, etc., placé les résultats directs de l'a-
nalyse à côté de la liste des sels. Nous évitons aussi par là

l'ennui de longs calculs à ceux qui voudraient.comparer nos nombres à ceux que fournissent les autres eaux potables.

L'analyse des concrétions a un autre avantage encore : elle représente à peu près la nature du dépôt qui se forme par l'ébullition, et qu'il est si intéressant de connaître, comme nous le disions plus haut. La connaissance de la composition des sédiments nous a donc dispensé de fractionner nos opérations, et nous a permis ainsi d'arriver au même but plus vite et avec moins de causes d'erreur.

Enfin, dans l'espèce, elle avait un intérêt de plus. L'eau qui arrive à Narbonne après un parcours de huit kilomètres, est très-notablement différente de celle qui est partie des sources : il était intéressant de rechercher si les concrétions complètent la différence, et si dans ce long trajet les eaux ne reçoivent rien des infiltrations des terrains environnants.

Au point de vue des qualités hygiéniques d'une eau potable, ou même des propriétés thérapeutiques d'une eau minérale, le groupement des matériaux minéralisateurs n'a pas l'importance qu'on veut bien lui accorder et que quelques médecins y recherchent. Ce n'est pas en effet le *sulfate de magnésie*, le *sulfate de cuivre* qu'on aura noté dans une eau, qui produit une action purgative ou émétique ; ce sont tous les sels de magnésie et tous les sels de cuivre, en un mot, toutes les dissolutions de magnésium et de cuivre, qui jouissent de ces propriétés spéciales. Ce ne sont pas les arséniates de potasse, de soude, de chaux, tels ou tels iodures, mais l'arsenic et l'iode eux-mêmes, qui sont les matières essentielles de leur activité, quel que soit du reste le groupement que l'on en admette. Aussi ne saurions-nous aucunement nous ranger du côté de ceux qui prétendent que les résultats d'une analyse, n'indiquant et ne pouvant, comme nous l'avons vu, indiquer l'arrangement absolu des sels, tel qu'il peut exister, laissant, au point de vue de la comparaison des diverses eaux et des déductions thérapeutiques, une chance d'erreur ou un *desideratum*.

ARTICLE DEUXIÈME.

Analyse des eaux.

Les eaux ont toutes été recueillies par moi aux sources mêmes, le 25 septembre 1861 , après un beau temps continu et une saison chaude et peu pluvieuse, au moment d'un moyen débit.

On a pris aux sources les températures, les volumes des gaz dissous, les qualités organoleptiques et physiques des eaux. Elles ont été ensuite analysées au laboratoire de l'École de médecine de Montpellier.

I. SOURCE DU DUC.

La source du Duc, la plus importante de celles qui fournissent l'eau à Narbonne, est située à 8 kilomètres à l'Ouest de cette ville, sur la limite des communes de Montredon et de Bizannet, à côté de la route qui conduit à Lagrasse. Elle jaillit dans le terrain crétacé supérieur, au pied d'une colline peu élevée, formée de calcaire d'eau douce, entremêlé de débris de roches ignées qui l'ont fait passer en partie à l'état métamorphique.

Ces eaux sont à 58 mètres au-dessus du niveau de la mer et à 47 mètres au-dessus de celui de Narbonne. La source correspond au regard N° 164 de l'aquéduc.

L'eau était, le jour où on l'a puisée, à $3^m,25$ au-dessous du niveau du sol.

Elle sourd, par un seul filet, de dessous un roc calcaire, et s'écoule continuellement par les tuyaux de conduite avec une pente de $0^m,0063$. Le jour où elle a été recueillie, elle n'était pas en contact avec la bâtisse du regard.

Le débit de cette source est très-variable avec les pluies qui tombent sur la contrée. Les tuyaux de conduite ne suffisent plus alors pour la recevoir, elle remplit le bassin, regorge par les tuyaux de déversement et est perdue.

Le jaugeage de M. de Clapiés (août 1720) donna $172^{mc},8$ par vingt-quatre heures (soit 119 litres par minute). Le 6 août 1851, M. Lafont trouva $155,5^{mc}$ (soit 110 litres environ par minute). La faible variation observée dans le débit de ces eaux peut être attribuée aux époques plus ou moins pluvieuses où ces déterminations ont été faites.

La température prise le 25 août 1861 (Lafont) a été à huit heures du matin de 15° (air 30°). Le 25 septembre 1861, j'ai trouvé pour les températures à onze heures du matin : Eau $15^{,}$ (air du regard 22°). La température de la source paraît donc être constante.

La limpidité de l'eau est parfaite, sa couleur et son odeur nulles, sa saveur agréable.

Cette eau ne se trouble très-sensiblement que si on prolonge l'ébullition pendant vingt et même vingt-cinq minutes. Il se précipite alors une petite quantité de sels, en grande partie formés de carbonate de chaux, d'un peu de silice, de magnésie et de traces de fer. Ce sont là justement les matières qui composent les concrétions.

Bouillie avec les légumes et les viandes, elle les cuit parfaitement; elle ne grumelle pas le savon.

Elle se conserve dans des vases fermés, sans y acquérir ni goût ni odeur ; mais elle laisse déposer des cristaux presque microscopiques de carbonate de chaux.

Densité de l'eau du Duc : $1,00015$ à 4° et 760^{mm}.

Composition de l'eau de source du Duc [1]

rapportée à 1 litre pris à 15°.

Gaz dissous

(calculés pour 0° et 760mm).

c. cub.

Acide carbonique libre.............	2,02
Oxygène......................	6,20
Azote........................	15,40

Poids de l'acide carbonique transformant les carbonates
neutres en bicarbonates.......... $0^{gr},1056$

MATIÈRES FIXES.

Déterminations analytiques.

gr.

Acide carbonique (des carbonates neutres) . . .	0,1056
— sulfurique..................	0.0388
— silicique...................	0,0060
Chlore........	0,0158
Sodium (correspondant au chlore).........	0,0102
Soude (restant).................	0,0143
Potasse.......................	»
Magnésie.....................	0,0102
Chaux........................	0,1406
Peroxyde de fer.................	0,0016
Acide phosphorique et alumine...	0,0007

Résultats approchés [2].

Iode et brôme..... de $0^{gr},00002$ à $0^{gr},00001$
Manganèse....... reconnu dans 500^{gr} d'eau
Cuivre.......... $0^{gr},00015$
Acide azotique.... faible quantité.
Matières organiques $0^{gr},00617$

Somme des éléments séparément dosés   0,3438

[1] Voir (*IIIe Partie*, chap. II, art. 1er) comment ces éléments
ont été dosés.

[2] Voici comment nous avons raisonné pour substituer au mot
de *traces*, employé en général et qui n'indique pas même une

Groupement des éléments précédents.

	gr.
Carbonate de chaux................	0,2242
— de magnésie..............	0,0215
— de protoxyde de fer........	0,0021
Chlorure de sodium................	0,0250
Sulfate de potasse.................	»
— de soude..................	0,0318
— de chaux.................	0,0335
Silicate de chaux.................	0,0086
Acide phosphorique et alumine........	0,0007

Résultats approchés.

Iodures et brômures.	de 0^{gr},000021 à 0^{gr},000024
Carb. manganèse....	reconnu sur 500^{gr} d'eau
Silicate de cuivre....	0^{gr},00037
Azotates..........	faible quantité.
Matières organiques..	0^{gr},00017

Total....... 0,3473

On voit que ce nombre diffère un peu du résultat analytique 0^{gr},3430. Nous avons été obligé, pour faire concorder

approximation éloignée, des valeurs qui, quoiqu'elles ne soient qu'approchées, ne peuvent varier que dans certaines limites déterminables, mais que nous ne donnons, du reste, que sous toutes réserves :

1 litre d'eau moyenne des trois sources contient environ 0^{gr},36 de sels.
1 litre d'eau de Narbonne en contient.............. 0^{gr},21 —

Or, toutes les concrétions ayant à très-peu près la même composition, il s'ensuit que 0^{gr},36 — 0^{gr},21 = 0^{gr},15 est la quantité que dépose 1 litre d'eau.

Les sels insolubles qui se précipitent dans les concrétions représentent en général la moitié de ceux des mêmes bases qui existent primitivement dissous dans l'eau qui les a fournis. Raisonnons pour l'oxyde de cuivre, par exemple; cette matière a été dosée dans les concrétions; 100^{gr} des dépôts de l'eau du Duc en contiennent 0^{gr},050, donc 0^{gr},15 en contiendront 0^{gr},000075. C'est la

les acides et les bases, d'altérer un peu le poids de la chaux. La même remarque s'applique aux autres analyses.

Expérience de contrôle. — Le poids du résidu, donné par l'évaporation de 1 litre d'eau, a été de.... . $0^{gr},349$

Poids résultant de la somme des éléments dosés séparément.................. .... $0^{gr},3438$

Ces deux nombres concordent assez exactement.

ANALYSE DES CONCRÉTIONS.

Les concrétions qui correspondent à l'eau du Duc ne commencent à se déposer dans les tuyaux de conduite qu'après environ 800 mètres de trajet. Elles sont extérieurement de

moitié de l'oxyde de cuivre contenu dans 1 litre d'eau : donc 1 litre en contient $0^{gr},00015$.

Pour doser ce corps, il faudrait en avoir 1 centigram. environ. On aurait donc dû agir sur 70 litres d'eau, pour déterminer par la balance le poids de l'oxyde de cuivre.

Le même raisonnement a été suivi dans les trois autres analyses.

La matière organique a été aussi dosée en s'appuyant sur les considérations précédentes ; mais il faut avouer qu'elles sont dans ce cas sujettes à plus de chances d'erreur, encore préférons-nous substituer cette appréciation, fût-elle une erreur du simple au double, au mot de *traces* qui laisse supposer à l'esprit la possibilité de quantités dix fois, cent fois.... dix mille fois trop faibles ou trop fortes.

L'iode et le brôme ont été appréciés au moyen d'une liqueur d'iodure de plomb titrée. On examinait le moment où, par l'addition d'eau, la teinte bleue produite par l'amidon, dans 1 litre de chacune de nos eaux de source réduit à un volume déterminé, devenait insensible. (*Voir* notre *Analyse des eaux de Balaruc*, p. 19.)

On n'a pas cherché à se rendre compte du poids de manganèse ; mais dire qu'on a toujours pu le déterminer dans moins de 500 cent. cubes d'eau, c'est démontrer que sa quantité en est notable.

Toutefois, nous le répétons, tous les nombres que nous donnons ne sont que des approximations auxquelles nous n'avons pas cru devoir faire l'honneur du rang des résultats analytiques précis donnés par la balance.

couleur brune ocreuse. Leur cassure est brillante, cristalline,
blanchâtre, disposée par couches concentriques plus ou
moins colorées. Elles sont assez résistantes au choc.

Leur densité est de 2,526.

Voici leur analyse pour 100 parties :

Résultats analytiques.

Eau...........................	0,370
Acide carbonique...............	42,468
— silicique.................	1,727
— sulfurique...............	0,154
Chaux........................	55,010
Magnésie......................	0,011
Oxyde de cuivre (CuO)..........	0,050
Peroxyde de fer............... \\ Acide phosphorique et alumine... /	0,251
Manganèse.....................	*traces.*
Nickel........................	*traces.*
Matières organiques............	0,120
Somme des dosages successifs...	100,198

Groupement des éléments.

Eau...........................	0,570
Carbonate de chaux.............	95.970
— de magnésie...........	0,234
Sulfate de chaux...............	0,262
Silicate de chaux..............	2,626
— de cuivre..............	0,117
Peroxyde de fer....... .... \\ Alumine et acide phosphorique.... /	0,201
Manganèse.....................	*traces.*
Nickel........................	*traces.*
Matières organiques............	0.120
	100,000

On peut remarquer combien il a été facile de grouper ces
éléments ; en effet, il n'y a pour ainsi dire qu'un acide et
qu'une base, l'acide carbonique et la chaux. Les traces de

.magnésie et la chaux ayant été transformées en carbonates,
il reste un excès de cette dernière en présence de deux acides,
le silicique et le sulfurique, qui la saturent exactement. Il
était impossible de conclure à un autre groupement. Maintenant, sachant qu'il se précipite de cette eau tels et tels sels
à l'état de concrétions, il nous est facile d'en déduire l'arrangement de ses matériaux minéralisateurs, comme nous l'avons
fait voir plus haut en développant cette question. Ce n'est
donc qu'après l'analyse des concrétions que nous avons pu
discuter le groupement des éléments de l'eau elle-même.

II. SOURCES DE SAINT-PIERRE.

Les eaux de ces sources surgissent toutes dans la commune de Montredon, à 6600 mètres environ de Narbonne,
au bas d'une colline de peu d'élévation, dominée par les ruines du vieux château féodal de Saint-Pierre qui leur a laissé
son nom. Le terrain est formé de couches de lias recouvertes,
au pied des coteaux, d'une épaisseur de 1 à 2 mètres de
terre végétale. Non loin de là se trouvent d'anciennes carrières de gypse entourées de terrains calcaires et dolomitiques
criblés de débris volcaniques (péridots, basaltes, etc.) Ces
eaux sortent par douze filets de très-faible volume, de droite
et de gauche, d'une galerie voûtée de 30 mètres de longueur
environ, pratiquée au pied de la montagne pour les recevoir.
Elles se mélangent toutes ensemble sur le sol de cette espèce
d'aqueduc, en roulant dans un ruisseau formé de sable calcaire qui contient aussi un peu de quartz et de peroxyde de
fer, et se réunissent dans un bassin (regard N° 122), d'où
elles s'écoulent par leur tuyau de conduite.

C'est dans ce bassin que l'on a pris les eaux qui ont été étudiées.

Elles y étaient ce jour-là à 2 mètres au-dessous du sol. Leur niveau est, temps moyen, à 55m,255 au-dessus de la mer et à 44 mètres au-dessus de celui de Narbonne. La pente de leur écoulement est de 0m,0258.

Le débit de cette source varie peu avec les pluies.

Le jaugeage de M. de Clapiés (août 1720) donna 96 mètres par vingt-quatre heures. Celui de M. Lafont (août 1851) a fourni 129m,6, soit 90 litres par minute. — Nous verrons bientôt la raison probable de cette variation.

La température de l'eau est de 16ª, l'air du regard étant de 22º à une heure après midi.

L'eau est limpide, sans couleur et sans odeur, très-agréable au goût. Elle se trouble par une ébullition de dix à quinze minutes, sous l'influence de la décomposition des bicarbonates. Elle est très-apte à la bonne préparation des aliments et au savonnage. Elle se conserve bien, sans acquérir d'odeur ni perdre de sa limpidité.

Densité de l'eau de St.-Pierre : 1,00019 à 4º et 760mm.

Composition de l'eau de Saint-Pierre
pour 1 litre pris à 15º.

Gaz dissous
(calculés à 0º et 760mm).

	c. cub.
Acide carbonique libre.........	9,11
Oxygène......	5,3
Azote...................	15,3

Poids de l'acide carbonique transformant les carbonates neutres en bi-carbonates............ 0gr,1056

MATIÈRES FIXES.

Déterminations analytiques.

	gr.
Acide carbonique (des carbonates neutres)...	0,1240
— sulfurique..................	0,0136
— silicique..................	0,0065
Chlore.....................	0,0315
Sodium (correspondant au chlore)........	0,0204
Soude (restant)................	00,053
Potasse.....................	0,0006
Magnésie............	0,0104
Chaux.....................	0,1650
Peroxyde de fer................	0,0007
Acide phosphorique et alumine........	0,0014

Iode et brôme...... de 0^{gr},00011 à 0^{gr},000007
Manganèse........ reconnu dans 300^{cc} d'eau
Cuivre........... 0^{gr},00016
Acide azotique..... ?
Matières organiques 0^{gr},00035

Somme des éléments séparément dosés.... | 0,3894

Groupement des éléments précédents.

	gr.
Carbonate de chaux..............	0,2720
— de magnésie..............	0,0218
— de protoxyde de fer........	0,0010
Chlorure de sodium..............	0,0539
Sulfate de potasse..............	0,0011
— de soude...............	0,0101
— de chaux...............	0,0107
Silicate de chaux..............	0,0097
Acide phosphorique et alumine........	0,0014

Iodures et brôm... de 0^{gr},000017 à 0^{gr},000008
Carb. manganèse.. reconnu dans 300^{cc} d'eau
Silicate de cuivre.. 0^{gr},00054
Azotates.......... ?
Matières organiques 0^{gr},00035

Total...... | 0,3816

Expérience de contrôle. — Le poids donné par l'évaporation de 1 litre d'eau au bain-marie est de... $0^{gr},371$

Somme des poids des dosages successifs.... $0^{gr},3894$

Analyse des sédiments.

Cette eau dépose sur son trajet beaucoup plus tôt des
concrétions que celle du Duc. Leur aspect est cristallin et
plus blanchâtre que celui des précédentes.

Leur densité est de $2,5769$.

Voici leur analyse pour 100 parties :

Résultats analytiques.

Eau........................	0,350
Acide carbonique..............	42,316
— silicique...............	1,585
— sulfurique..............	0,161
Chaux.......................	54,755
Magnésie.....	0,107
Oxyde de cuivre (CuO)..........	0,055
Peroxyde de fer...............	
Acide phosphorique et alumine..	0,200
Manganèse...................	*traces.*
Nickel......................	?
Matières organiques...........	0,315
Somme des dosages successifs...	99,8440

Groupement des éléments.

Eau........................	0,3500
Carbonate de chaux............	95,9627
— de magnésie.........	0,2354
Sulfate de chaux..............	0,2927
Silicate de chaux	2,4881
— de cuivre.............	0,1461
Peroxyde de fer...............	
Acide phosphorique et alumine..	0,2100
Manganèse...................	*traces.*
Nickel......................	?
Matières organiques...........	0,3150
	100,000

III. SOURCE D'ORIOLE.

La petite source d'Oriole sort des mêmes terrains que la précédente, dont elle n'est distante que de 200 mètres environ vers le Nord-Ouest. Son point d'émergence a été changé depuis quelques années dans le but d'augmenter un peu le débit des eaux. La source correspond au regard N° 128.

La conduite d'Oriole ayant été obstruée depuis quelque temps, les eaux ne s'écoulaient pas et remplissaient le bassin du regard où elles étaient en contact avec la bâtisse. Leur niveau se trouvait à 75 centimètres au-dessous du sol. Le niveau ordinaire de la source est à $55^m,095$ au-dessus de la mer et à 44 mètres au-dessus du niveau de Narbonne.

Elles coulent jusqu'au point de réunion des trois sources, avec une pente de $0^m,0223$.

Son débit est aussi peu variable avec les pluies que celui de Saint-Pierre : le jaugeage de M. de Clapiés, en 1720, donna $28^{mc},8$, et celui de M. Lafont en 1851, seulement 12 mètres cubes par vingt-quatre heures (soit 20 litres environ par minute). Cette source n'a donc qu'une faible importance.

Nous avons trouvé pour sa température 17° à trois heures après midi [1], l'air étant lui-même à 20°.

La qualité des eaux d'Oriole n'est pas inférieure à celle des eaux précédentes. Il n'y aurait qu'avantages à en augmenter la quantité, en leur recherchant un point d'émergence plus favorable, qui permît de mieux réunir la partie de ces eaux qui paraît se perdre dans le sous-sol.

Densité de l'eau d'Oriole prise à 4° : 0,00014.

[1] L'eau s'était échauffée par sa stagnation.

Composition de l'eau d'Oriole

pour 1 litre à 15°.

Gaz dissous

(calculés à 0° et 760mm).

	c. cub.
Acide carbonique libre	13,15
Oxygène	5,6
Azote	17,1

Poids de l'acide carbonique qui transforme les carbonates neutres en bi-carbonates............. 0gr,104

MATIÈRES FIXES.

Déterminations analytiques.

	gr.
Acide carbonique (des carbonates neutres)	0,1040
— sulfurique	0,0147
— silicique	0,0065
Chlore	0,0336
Sodium (correspondant au chlore)	0,0217
Soude (restant)	0,0025
Potasse	0,0005
Magnésie	0,0071
Chaux	0,1482
Peroxyde de fer	0,0005
Acide phosphorique et alumine	0,0012

Résultats approchés.

Iode et brôme..... de 0gr,000014 à 0gr,000007
Manganèse........ reconnu dans 300cc d'eau
Cuivre.......... 0gr,00015
Acide azotique..... très-faible quantité
Matières organiques 0gr,00032

Somme des éléments séparément dosés..... 0,5406

Groupement des éléments précédents.

gr.

Carbonate de chaux...............	0,2357
—— de magnésie.............	0,0149
—— de protoxyde de fer........	0,0006
Chlorure de sodium...............	0,0543
Sulfate de potasse................	0,0010
—— de soude..................	0,0087
—— de chaux..................	0,0186
Silicate de chaux.................	0,0077
Acide phosphorique.............. ..	0,0012

Résultats approchés.

Iodures et brômures de 0ᵍʳ,000017 à 0ᵍʳ,0000085
Carb. manganèse.. reconnu dans 300ᶜᶜ d'eau
Silicate de cuivre.. 0ᵍʳ,00031
Azotates......... très-faible quantité
Matières organiques 0ᵍʳ,00032

Total...... 0,3427

Expérience de contrôle. — Poids du résidu sec laissé par 1 litre d'eau.................... 0ᵍʳ,3375
Poids de la somme des divers dosages.... 0ᵍʳ,3406
Ces deux nombres concordent.

Nous pensons que la source d'Oriole provient de la même nappe souterraine que celle de Saint-Pierre. Nous nous fondons sur la presque identité de l'analyse de ces eaux. Le poids du carbonate de chaux seul est notablement plus fort dans celle de Saint-Pierre ; mais il est permis de penser qu'il se passe dans les conduits naturels souterrains ce qui a lieu pour les conduits ordinaires, c'est-à-dire la précipitation du carbonate de chaux ; et on peut très-bien s'expliquer la disparition d'une certaine quantité de ce sel dans l'eau d'Oriole, si on suppose qu'elle est obligée, avant d'émerger, de parcourir un trajet souterrain plus considérable que celui des mêmes eaux allant sortir à Saint-Pierre.

Le rapprochement de ces deux sources sur le flanc d'une même vallée, le peu d'influence qu'ont les pluies sur toutes les deux, les jaugeages qui ont démontré que le débit des eaux de Saint-Pierre s'est accru en cent ans d'à peu près la quantité dont Oriole a diminué, me confirment dans cette opinion.

Les eaux de la source du Duc paraissent, au contraire, n'avoir avec celles-ci aucune communication. Tandis que la constitution chimique des eaux d'Oriole et de Saint-Pierre est presque identique, celle des eaux du Duc est très-notablement différente. On remarquera que dans celles-ci il n'y a pas de potasse, que l'acide sulfurique est environ le double et le chlore la moitié de celui qui existe dans les deux autres eaux; on y remarquera aussi une plus grande quantité de fer, etc....

Enfin, tandis que les deux sources presque contiguës d'Oriole et de Saint-Pierre ne sont, pour ainsi dire, pas influencées par les pluies, celles du Duc s'en ressentent promptement et puissamment; du reste, elles n'appartiennent pas au même versant des vallées.

Il est donc très-probable que la source du Duc provient d'une nappe d'eau supérieure à celle qui fournit les deux sources de Saint-Pierre et d'Oriole, et que ces deux nappes n'ont pas de communication.

Analyse des concrétions.

Les concrétions déposées par l'eau d'Oriole, forment des plaques jaunâtres extérieurement, plus serrées, plus cristallisées et plus dures que les précédentes.

Densité des concrétions d'Oriole : 2,586.

Voici leur composition pour 100 parties :

Résultats analytiques.

Eau......................	0,3900
Acide carbonique..............	42,1480
— silicique................	1,3476
— sulfurique.............	0,1060
Chaux.....................	54,3672
Magnésie...................	0,1010
Oxyde de cuivre (CuO)..........	0,0500
Peroxyde de fer.............	
Acide phosphorique et alumine..	0,2600
Manganèse...................	*traces.*
Nickel.............	?
Matières organiques............	0,3070
Somme des dosages successifs...	99,0868

Groupement des éléments.

Eau......................	0,3900
Carbonate de chaux............	95,8070
— de magnésie.........	0,2428
Sulfate de chaux..............	0,1901
Silicate de chaux..............	2,4679
— de cuivre..............	0,1320
Peroxyde de fer.............	
Acide phosphorique et alumine..	0,2600
Manganèse...................	*traces.*
Nickel.....................	?
Matières organiques............	0,3070
	100,000

On voit combien ces concrétions ressemblent aux précédentes.

IV. EAUX DE SOURCE DE NARBONNE.

Les eaux de source que l'on boit à Narbonne sont, comme nous l'avons vu [1], le résultat du mélange de celles que nous venons d'étudier; elles sont débitées en ville par quatre fontaines qui fournissent dix jets seulement : ce sont les seules eaux potables de Narbonne. Les eaux qui s'écoulent par les bornes-fontaines proviennent du canal de la Robine; elles ne servent en grande partie qu'à l'assainissement de la ville [2].

Les eaux potables de Narbonne seraient donc la moyenne des eaux des sources précédentes, si, comme nous allons le voir, leur composition n'était fortement influencée par le long trajet qu'elles ont parcouru.

Il est bon de rappeler, pour comprendre ce qui suit, que ces eaux arrivent en ville après un trajet de 8 kilomètres environ, pendant lequel elles se mélangent sans cesse avec l'air dans des tuyaux qu'elles remplissent incomplètement, ou dans des gargouilles d'argile cuite ouvertes par leur partie supérieure; qu'elles tombent dans 164 bassins, où elles se brassent encore avec l'air et subissent des remous qui hâtent la décomposition de leurs bicarbonates; qu'enfin, de la tête de l'aqueduc aux fontaines de la ville, elles coulent sur une longueur de 800 mètres environ à travers des *tuyaux de fonte*. Cet aménagement défectueux est, on ne peut plus, favorable à altérer la composition normale de ces eaux sous l'influence combinée de l'élévation de leur température, des

[1] *IIIe Partie*, chap. Ier. Les eaux d'Oriole n'étaient pas reçues dans l'aquéduc au moment de l'analyse. Mais, vu leur faible débit et leur presque identité avec les eaux de Saint-Pierre, elles ne doivent influer que d'une manière presque inappréciable sur la composition des eaux qui arrivent à Narbonne, quand elles viennent se mélanger aux deux autres.

[2] Voir *IIIe Partie*, chap. Ier.

secousses qu'elles subissent, et de l'action continue de l'air.

Par rapport à leur échauffement, voici du reste ce qui a été observé par nous :

Le 25 septembre 1861, la température moyenne des eaux étant aux sources de 15°, elle était arrivée à l'entrée de l'aquéduc, à six heures du soir, à 20°, après un trajet souterrain de 2500 mètres dans des tuyaux placés évidemment trop près de la surface du sol.

Le lendemain matin à huit heures, l'eau marquait 20° à la fontaine de l'Hôtel-de-ville de Narbonne, quoiqu'elle eût déjà dû se refroidir un peu dans la nuit.

Le 23 août 1861, M. Lafont observait les températures suivantes :

Regards		Air	Eau
8 h. mat.	Nº 164 (source du Duc)	25°	15°
8 h. 48'	Nº 160	28°	16°
10 h. 15'	Nº 136 (distce. à la srce. du Duc : 900m)	28°	18°
5 h. 3' soir.	Entrée de l'aquéduc	29°	22°3,4

L'eau s'est donc échauffée de 7°3,4, après un trajet souterrain de 4000 mètres environ.

En hiver, l'eau doit se refroidir au contraire dans son parcours, mais l'abaissement de sa température est moindre et moins désavantageux que son élévation en été.

Dans la nuit, l'eau peut se rafraîchir en été de 1°,5 dans cette dernière saison ; ainsi :

Eau de la fontaine de la Mairie.

27 et 28 septembre 1861. — Températures observées par M. LAFONT.

11 h. matin.	18°,5	. . . .	18°
6 h. soir.	18°	. . . .	19°
Minuit.	18°	. . . .	16°
5 h. matin.	17°	. . . .	13°

Il y aurait donc lieu de pourvoir à un aménagement des eaux qui leur permît de se soustraire davantage aux variations atmosphériques : on éviterait ainsi dans les tuyaux le dépôt de concrétions abondantes [1], on ne distribuerait pas en été une eau que leur haute température rend anti-hygiénique, et on leur conserverait une composition normale.

Outre l'élévation de sa température et la précipitation d'une partie de ses sels, l'eau, en contact dans les gargouilles avec de nombreuses radicules végétales, en détache des parcelles qui s'y pourrissent et lui communiquent dans l'intérieur de l'aquéduc une légère odeur de détritus organiques, qui disparaît toutefois à peu près complètement dans l'eau qui coule en ville, quoique l'analyse démontre que celle-ci s'est chargée, dans son parcours, d'une faible proportion de ces matières.

Enfin, comme nous allons le voir, l'eau emprunte, sur son trajet, aux tuyaux d'argile et à ceux de fonte qui la distribuent à Narbonne, une petite quantité de leur substance, tout protégés qu'ils puissent paraître, du reste, par d'épaisses concrétions.

Densité de l'eau à 4° bue à Narbonne : 1,00011.

COMPOSITION DE L'EAU PRISE A LA FONTAINE DE L'HÔTEL-DE-VILLE [2]
rapportée à 1 litre pris à 15°.

Gas dissous
(calculés à 0° et 760^{mm}).

	c. cub.
Acide carbonique libre..............	15,05
Oxygène......................	6,2
Azote.........................	17,0

L'eau était à 20° quand elle a été recueillie.

[1] M. Gueymard, ingénieur en chef du département de l'Isère, a démontré que les eaux qui contiennent moins de 0^{gr},25 de carbonate de chaux par litre, ne déposent pas de concrétions dans des tuyaux fermés. Nos eaux sont à peu près à cette limite ; les concrétions qu'elles forment *en abondance* sont par conséquent le résultat de la double action de l'air et de l'élévation de température ; on pourrait donc en grande partie éviter ces dépôts.

[2] L'analyse a été faite sur l'eau qui coule à la fontaine de la place de l'Hôtel-de-ville, par le jet du milieu.

On voit qu'elle n'a dissous pendant son trajet qu'une très-faible quantité d'air ; son échauffement diminue, en effet, beaucoup son pouvoir dissolvant pour le gaz.

Acide carbonique, qui transforme les carbonates neutres, en bicarbonates...................... 0^{gr},041

MATIÈRES FIXES.

Déterminations analytiques.

gr.

Acide carbonique (des carbonates neutres)... 0,0410
— sulfurique. 0,0240
— silicique................ . 0,0045
Chlore. 0,0318
Sodium (correspondant au chlore)......... 0,0206
Soude (restant).................. 0,0021
Potasse....................... 0,0003
Magnésie....................... 0,0068
Chaux....................... 0,0710
Peroxyde de fer.... 0,0011
Acide phosphorique et alumine........ 0,0089

Résultats approchés.

Iode et brôme.......... 0^{gr},00001 environ
Lithine (par le spectromètre).. faible quantité
Manganèse............ v. dans 500^{gr} d'eau
Oxyde de cuivre (CuO).. 0^{gr},00018
Acide azotique......... faible quantité
Matières organiques...... 0^{gr},00053

Somme des éléments séparément dosés....... 0,2127

Groupement des éléments précédents.

gr.

Carbonate de chaux................ 0,0875
—   de magnésie.............. 0,0143
—   de protoxyde de fer.. 0,0014
Chlorure de sodium................ 0;0524
Sulfate de potasse 0,0006
—   de soude................. 0,0048
—   de chaux................. 0,0357
Silicate de chaux................. 0,0067
Acide phosphorique et alumine........ 0,0089

Iodures et brômures...... 0ᵍʳ,000012 environ
Lithine (par le spectromètre).. faible quantité
Carbon. manganèse...... v. dans 500ᶜᶜ d'eau
Silicate de cuivre........ 0ᵍʳ,00039
Azotates............... faible quantité
Matières organiques...... 0ᵍʳ,00053

Total.................... 0,2123

Expérience du contrôle. Le poids du résidu laissé par
l'évaporation de 1 litre d'eau a été de....... 0ᵍʳ,2090
Poids résultant de la somme des éléments
dosés séparément...... .... 0ᵍʳ,2127
Ces deux nombres sont presque identiques.

Je ferai remarquer que la composition des eaux de Narbonne représente, comme cela devait être, à peu près la
moyenne de la composition des eaux du Duc et de Saint-
Pierre, pour ce qui est des éléments solubles qui ne peuvent
se précipiter dans le trajet. Ainsi, nous avons par litre :

	Duc	St.-Pierre	Narbonne
	gr.	gr.	gr.
Acide sulfurique.......	0,0388 —	0,0136 —	0,024
Chlore..............	0,0158 —	0,0315 —	0,032
Soude..............	0,0279 —	0,0223 —	0,029
Potasse............	0 —	0,0006 —	0,003

Le chlore et la soude semblent un peu augmenter dans l'eau de Narbonne, ce qui s'explique en partie par la concentration de l'eau pendant un parcours de 8000 mètres, et peut-être aussi par quelques infiltrations d'eaux pluviales.

Quant aux éléments insolubles, ils ont considérablement diminué dans les eaux qui arrivent en ville. Ainsi :

	Duc	St.Pierre	Narbonne
	gr.	gr.	gr.
Carbonate de chaux...	0,2842 —	0,2720 —	0,0845
— de magnésie	0,0214 —	0,0218 —	0,0143
Silicate de chaux.....	0,0086 —	0,0097 —	0;0067
Résidu fixe..........	0,3438 —	0,3710 —	0,2090

1 litre d'eau des deux sources réunies, calculé d'après leur débit relatif, devrait contenir $0^{gr},35$ de sels dissous, il n'en contient que $0^{gr},21$ en arrivant à Narbonne ; il s'est donc déposé $0^{gr},15$ environ de concrétions par litre durant le trajet. Or, si on calcule quelle est la quantité de carbonate de chaux contenue dans ce poids de concrétions, on trouve $0^{gr},145$. La quantité de carbonate de chaux dissous dans 1 litre d'eau moyenne est de $0^{gr},241$. Si on en extrait $0^{gr},145$ qui se déposent en concrétions, on obtient le poids de $0^{gr},099$ qui devrait se trouver dans l'eau de Narbonne, au lieu de $0^{gr},087$ qui s'y trouve en réalité. Ces calculs ne pouvant être que des approximations, ces deux nombres théoriques et analytiques concordent bien satisfaisamment.

ANALYSE DES CONCRÉTIONS

Les concrétions déposées dans les tuyaux de fonte qui distribuent l'eau en ville, n'ont plus l'aspect cristallin des précédentes ; elles sont comme sablonneuses, excessivement friables, d'une teinte ocreuse assez claire. La grande masse qui se dépose chaque année, explique leur aspect terreux par la rapidité de leur précipitation. Celles qui ont été recueillies étaient au centre même du cylindre calcaire qu'elles formaient, et séparées par une grande épaisseur de dépôt du tuyau de fonte lui-même.

Densité des concrétions.......... 2,4102

Voici leur composition pour 100 parties :

Résultats analytiques.

Eau.......................	0,3800
Acide carbonique..............	42,1870
— silicique................	2,0836
— sulfurique.............	0,0650
Chaux.....................	54,2836
Magnésie...................	0,1430
Oxyde de cuivre (CuO).........	0,0600
Peroxyde de fer..............⎱ Acide phosphorique et alumine..⎰	0,4300
Manganèse...................	*traces.*
Nickel.....................	*traces.*
Arsenic....................	*traces.*
Matières organiques............	0,4020
Somme des dosages successifs...	100,5352

Groupement des éléments.

Eau.......................	0,3800
Carbonate de chaux............	95,4740
— de magnésie..........	0,3014
Sulfate de chaux..............	0,1105
Silicate de chaux.............	3,1366
— de cuivre.............	0,1463
Peroxide de fer..............⎱ Acide phosphorique et alumine..⎰	0,4300
Manganèse...................	*traces.*
Nickel.....................	*traces,*
Arsenic....................	*traces.*
Matières organiques............	0,4020
	100,0000

Il est très-remarquable que les concrétions de Narbonne soient *presque identiques* avec celles des autres sources, malgré la différence de leur aspect, de leur texture, de leur densité, et surtout malgré la distance considérable du point d'émergence des eaux qui les ont fournies.

Cette identité de composition prouve que, durant leur trajet, les eaux ne reçoivent pas de matières étrangères provenant des terrains qu'elles parcourent.

Appréciation des Eaux de source de Narbonne.

Si nous appliquons maintenant les principes précédemment posés d'une manière générale dans les deux premières parties de ce travail, à l'appréciation des eaux que l'on boit à Narbonne, nous nous assurerons qu'elles constituent d'excellentes eaux potables.

Nous avons dit, pour chaque source en particulier, qu'elles donnent une eau limpide, agréable à boire, bonne à tous les usages domestiques. Nous nous bornerons maintenant à juger des qualités et de la valeur hygiénique de leur mélange, tel qu'il est débité par les fontaines de la ville.

Les eaux potables de Narbonne sont des eaux de source, et, par conséquent, elles ont tous les avantages de la pureté et de la constance de propriétés et de composition que nous avons reconnues à ces espèces d'eaux.

Elles jaillissent au pied des collines peu élevées, et coulent vers le midi, comme le veut Hippocrate.

Elles ne sont pas exposées à charrier, comme les eaux de rivière et de fleuve, les impuretés des villes, les germes aériens, les limons des plaines ou les détritus des montagnes, au moment des débordements et des orages... On pourrait, avec quelques précautions, les mettre à peu près à l'abri de l'influence des variations de la température ambiante.

Ces eaux sont de tout temps limpides, sans couleur ni odeur appréciables. L'odeur de matières fermentées qu'elles acquièrent dans l'aquéduc, ne persiste que pendant une partie de leur trajet; il y aurait cependant lieu de veiller à empêcher l'arrivée aux gargouilles des nombreuses queues de renard qui les engorgent quelquefois, ou plutôt de refaire la canalisation sur une tout autre base.

Fraîches aux sources, les eaux arrivent, en été, presque chaudes en ville. Leur rapide échauffement pendant leur trajet est un grave inconvénient, puisqu'il s'oppose à leur aération, favorise la décomposition de leurs sels et le dépôt des concrétions, enfin la putréfaction des matières organiques.

La sapidité de ces eaux est très-agréable, au dire des gens experts. La présence d'une certaine quantité de bicarbonate de chaux et de chlorure de sodium, les faibles proportions des autres sels, enfin l'acide carbonique et l'air qu'elles dissolvent, lui communiquent la saveur normale des bonnes eaux.

Leur aération laisse à désirer. Leur écoulement à l'air libre dans les gargouilles de l'aquéduc et les bassins, leur échauffement durant ce parcours, leur trajet à travers l'atmosphère confinée de l'aquéduc, très-riche en acide carbonique, et enfin la décomposition successive de leurs bicarbonates, sont les causes diverses de leur imparfaite aération. Elles contiennent toutefois assez d'air pour qu'elles n'aient, à cet égard, aucun inconvénient notable. Les proportions relatives d'oxygène et d'azote y sont normales.

Quant aux matières organiques, nous avons vu qu'elles ont augmenté dans les eaux pendant leur trajet. Elles proviennent en grande partie des nombreuses radicules végétales qui se détachent dans les gargouilles où elles baignent. On en trouve souvent des brins qui nagent dans les eaux que l'on boit en ville. Une longue expérience a démontré que ces matières n'avaient aucun danger.

Enfin, les sels dissous s'y trouvent dans des proportions normales. Les eaux contenant aux sources $0^{gr},24$ et $0^{gr},28$ de résidus fixes, n'en contiennent plus que $0^{gr},21$ en arrivant en ville. Cette richesse est comprise entre celle du Rhône ($0^{gr},18$), du Rhin $0^{gr},23$ et de la Seine ($0^{gr},25$) qui fournissent d'excellentes eaux potables.

Le carbonate de chaux forme un peu moins de la moitié du poids de ses matières minéralisatrices; elles contiennent du chlorure de sodium, de la silice, du fer, et les principaux sels qui entrent dans le squelette de nos organes.

Enfin, une expérience de 350 années prouve que l'on n'a jamais pu rapporter à ces eaux le développement d'aucune maladie endémique; qu'elles coïncident avec un état de santé habituel très-satisfaisant, et qu'elles ont toujours été bues avec plaisir par les habitants.

Après avoir dit les qualités de ces eaux, nous ajouterons cependant qu'il serait très-utile, dans les intérêts d'une population nombreuse, de faire quelques importantes améliorations à leur aménagement actuellement si imparfait. On pourrait augmenter considérablement la quantité qui en est distribuée; pour cela, on ne devrait pas négliger de recevoir les excellentes eaux d'Oriole, et tâcher même d'en accroître le débit, en recherchant à cette source un point d'émergence plus favorablement placé. On devrait surtout, en établissant une canalisation mieux entendue, éviter de perdre dans le trajet plus de la moitié des eaux qui la traversent. Non-seulement en recevant une masse plus considérable, on pourrait établir un plus grand nombre de fontaines et de prises d'eau particulières, et contribuer ainsi à embellir la ville et à en augmenter les revenus, mais encore on épargnerait aux habitants l'alternative d'aller prendre leur boisson souvent très-loin de leur habitation, ou de se contenter, par incurie, des eaux du canal, rarement limpides et toujours de mauvaise qualité.

On pourrait, enfin, en plaçant cette nouvelle conduite d'eau à une plus grande profondeur au-dessous du sol, et en évitant surtout l'action continuelle de l'air, empêcher la décomposition des sels et les dépôts si fâcheux des concrétions. Mais toutes ces questions sortent du plan du sujet actuel, et nous nous réservons de les traiter en temps et lieu.

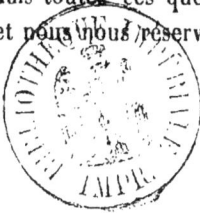

FIN.

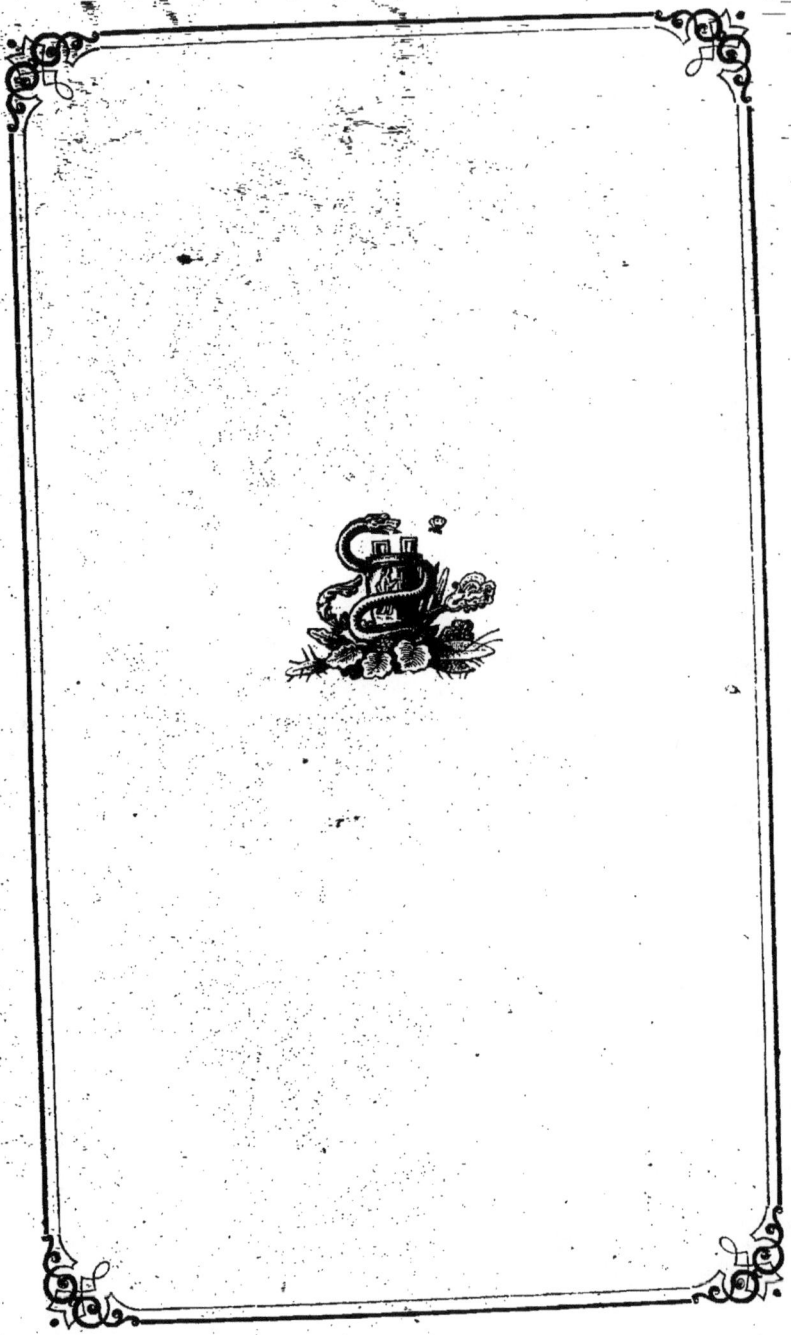

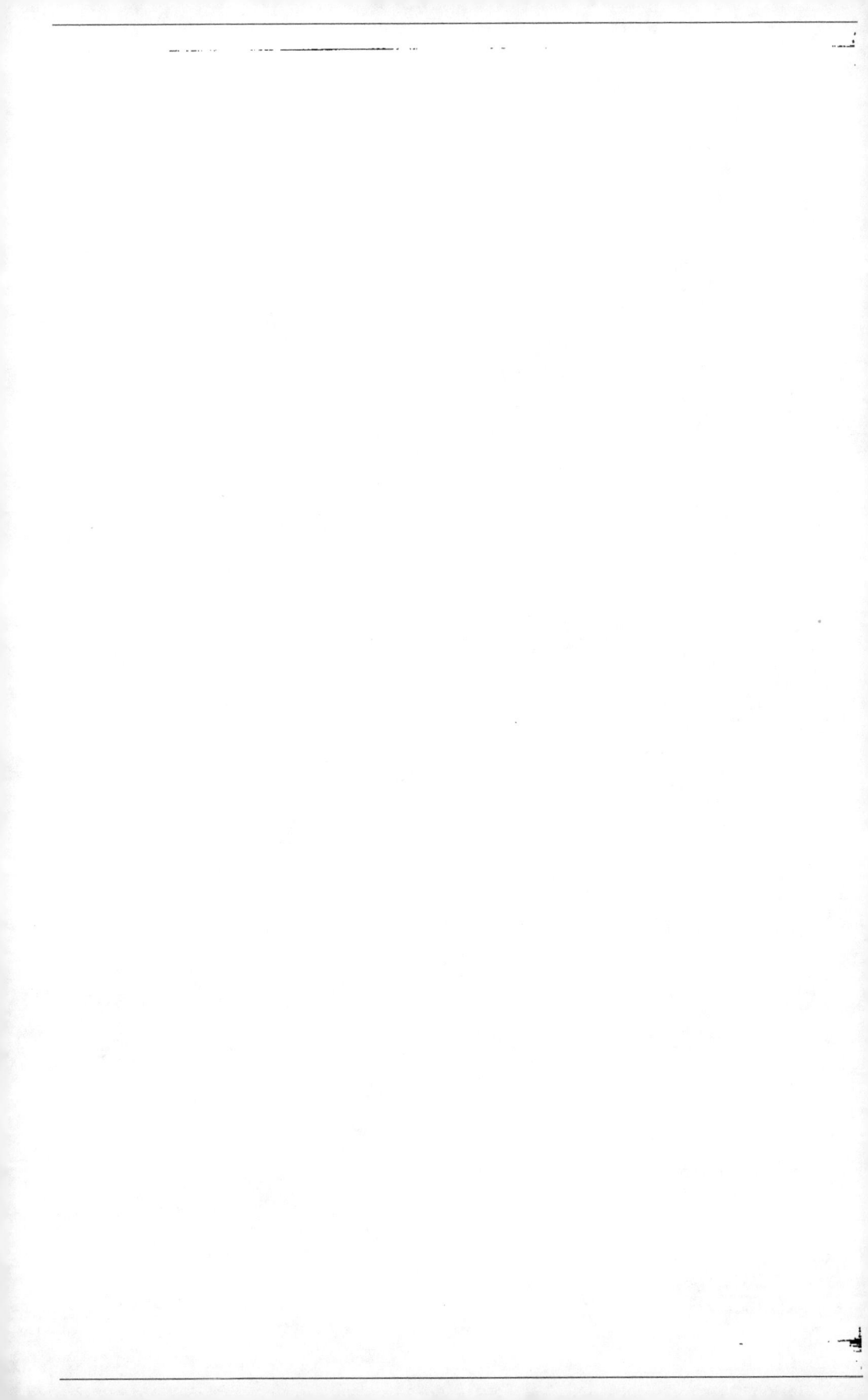

BIBLIOTHEQUE NATIONALE DE FRANCE

3 7531 03987939 1

www.ingramcontent.com/pod-product-compliance
Lightning Source LLC
Chambersburg PA
CBHW060347200326
41519CB00011BA/2062